Amal Khsiba
Moufida Mahmoudu
Lamine Hamzaoui

Tumores neuroendócrinos digestivos

AF568347

Amal Khsiba
Moufida Mahmoudu
Lamine Hamzaoui

Tumores neuroendócrinos digestivos

ScienciaScripts

Imprint

Any brand names and product names mentioned in this book are subject to trademark, brand or patent protection and are trademarks or registered trademarks of their respective holders. The use of brand names, product names, common names, trade names, product descriptions etc. even without a particular marking in this work is in no way to be construed to mean that such names may be regarded as unrestricted in respect of trademark and brand protection legislation and could thus be used by anyone.

Cover image: www.ingimage.com

This book is a translation from the original published under ISBN 978-620-6-69324-6.

Publisher:
Sciencia Scripts
is a trademark of
Dodo Books Indian Ocean Ltd. and OmniScriptum S.R.L publishing group

120 High Road, East Finchley, London, N2 9ED, United Kingdom
Str. Armeneasca 28/1, office 1, Chisinau MD-2012, Republic of Moldova, Europe
Printed at: see last page
ISBN: 978-620-6-15915-5

Copyright © Amal Khsiba, Moufida Mahmoudu, Lamine Hamzaoui
Copyright © 2024 Dodo Books Indian Ocean Ltd. and OmniScriptum S.R.L publishing group

Conteúdo

I INTRODUÇÃO

Os tumores neuroendócrinos digestivos são tumores raros, representando cerca de 1% de todos os tumores digestivos [1]. Constituem um grupo heterogéneo de tumores com caraterísticas clínicas, propriedades secretoras e funcionais e evolução variáveis.
São de origem epitelial e por vezes expressam marcadores específicos conhecidos como marcadores neuroendócrinos.
A maior parte destes tumores são esporádicos, mas nalguns casos foi relatado um componente genético [2].
A origem embrionária foi sugerida há muito tempo. De facto, as células do tubo digestivo derivam de células progenitoras "pluripotenciais", contrariamente a uma antiga teoria que defendia que estas células derivavam da crista neural e depois migravam para os seus locais finais. Esta antiga teoria foi atualmente abandonada.
Podem surgir em qualquer segmento do trato digestivo, podem ser diferenciados ou indiferenciados, secretores ou não secretores, funcionais ou não funcionais, e podem mesmo fazer parte de associações sindrómicas como a neoplasia endócrina múltipla tipo 1 (MEN1).
Esta heterogeneidade anatómica e histopatológica implica indicações terapêuticas muito amplas (tratamento sintomático, curativo, paliativo) e um prognóstico muito variável em função da localização, da extensão, do tipo histológico e do carácter secretor ou não da doença.
O objetivo do nosso estudo retrospetivo é relatar a experiência do Serviço de Gastroenterologia de Nabeul no tratamento dos tumores neuroendócrinos gastroenteropancreáticos, especificando :

1) Os diferentes aspectos epidemiológicos, clínicos, terapêuticos e prognósticos.
2) Factores de prognóstico relacionados com o terreno e o próprio tumor, e comparando os nossos resultados com os publicados na literatura.

II MÉTODOS

II.1. . Caraterísticas do estudo :

Este é um estudo retrospetivo e transversal de 55 pacientes tratados por tumores neuroendócrinos gastroenteropancreáticos nos departamentos de gastroenterologia e cirurgia geral do Hospital Mohamed Taher Maamouri em Nabeul, durante um período de 12 anos (janeiro de 2005 a dezembro de 2016).

Os dados foram recolhidos através da consulta dos processos clínicos dos doentes nos serviços de gastroenterologia e de cirurgia geral.

II.2. . Doentes :

II .2.1. Critérios de inclusão :

Incluímos todos os doentes com um tumor neuroendócrino digestivo. O diagnóstico foi efectuado clínica, biológica e radiologicamente. Foi confirmado por exame histológico e imunohistoquímico de biópsias ou da peça de ressecção operatória.

II.2.2. Critérios de exclusão :

Todos os outros tipos histológicos de tumores e os tumores neuroendócrinos não digestivos foram excluídos do estudo.

II .2.3. Critérios de não-inclusão :

Não incluímos no estudo os doentes que foram tratados fora do período de estudo e aqueles em que o diagnóstico de NET era incerto.

II.3. . Métodos :

II.3.1.. Recolha de dados :

Como fonte de dados, utilizámos :

- Registos médicos de pacientes tratados em regime de ambulatório ou de internamento.
- Relatórios de patologia do serviço de cirurgia geral para os pacientes submetidos a cirurgia.
- Relatórios de exames radiológicos
- Relatórios de endoscopia digestiva.

Foi elaborada uma ficha de informação com dados clínicos e paraclínicos para cada doente (Anexo 1).

II.3.2.. Estudo anatomopatológico :

- A aparência macroscópica dos tumores foi avaliada endoscopicamente ou em espécimes de ressecção cirúrgica. O tamanho, a cor e a forma dos tumores foram especificados. O diagnóstico histológico foi efectuado em biópsias em 15 casos e em peças cirúrgicas em 44 casos.

Foram especificados os seguintes parâmetros:

- O grau de diferenciação
- Índice mitótico
- Embolia vascular e revestimento perineural
- Dados imunohistoquímicos: foram especificados marcadores neuroendócrinos gerais (cromogranina, sinaptofisina, etc.) e Ki67.
- As biópsias foram efectuadas durante o exame endoscópico para os locais gástricos, duodenais e reto-colónicos, e sob orientação radiológica para os locais hepáticos.

II.3.3.. Grau histológico e estádio do tumor :

[eme]As 55 TNEs digestivas da nossa série foram classificadas de acordo com o grau da OMS 2010 e o estadiamento UICC/AJCC 7 edição (Apêndices 2, 3 e 4).

II.3.4.. Análise estatística :

- Os dados estatísticos foram introduzidos e analisados com recurso ao software SPSS

(Statistical Package for the Social Sciences) versão 22.0. Os resultados foram expressos em médias, medianas e desvios-padrão para as variáveis quantitativas e em frequências e percentagens para as variáveis qualitativas.

- Em todos os testes estatísticos, o nível de significância foi fixado em 0,05.

III RESULTADOS

II.4. 1. Estudo epidemiológico :

II.4.1.1. Frequência e localização :

O nosso estudo incluiu 55 casos de tumores neuroendócrinos digestivos, ou seja, 1,6% de todos os tumores digestivos diagnosticados nos departamentos de gastroenterologia e cirurgia geral do Hospital Med Taher Maamouri em Nabeul, entre janeiro de 2005 e dezembro de 2016, um período de 12 anos. Foram distribuídos de acordo com a localização da seguinte forma:

O apêndice predominou em 41,8% dos casos (n=23), seguido do pâncreas em 14,5% (n=8). A Figura 1 ilustra a distribuição dos diferentes tumores neuroendócrinos digestivos (NETs) de acordo com a localização do tumor.

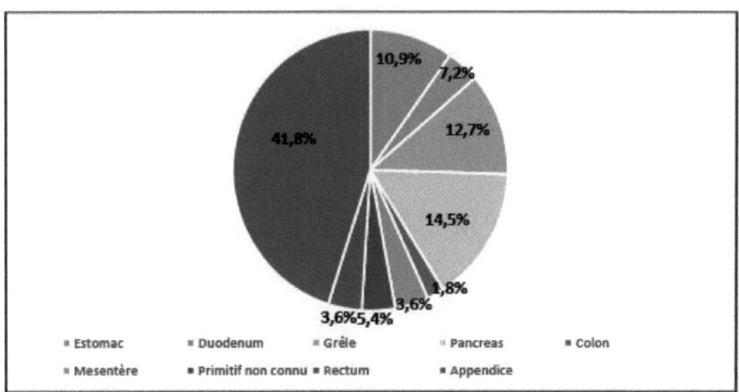

Figura 1: Distribuição de acordo com a localização do tumor

II.4.2.2. Distribuição etária :

A idade média dos nossos doentes foi de 43,3 anos, com extremos de 11 e 80 anos. A Tabela I mostra a distribuição etária dos nossos doentes de acordo com o local do tumor.

Tabela I: Idade média por local do tumor

Assento	Número de casos	Idade média
Estômago	6	55,2
Duodeno	3	62
Grelha	6	63
Pâncreas	8	55
Apêndice	23	26,8
Cólon	1	76
Rectum	2	49
Mesentere	2	37,5
Grele + Mesentere	1	56
Primitivo desconhecido	3	57
Total	55	43,3

A Figura 2 mostra a distribuição dos nossos doentes por grupo etário.

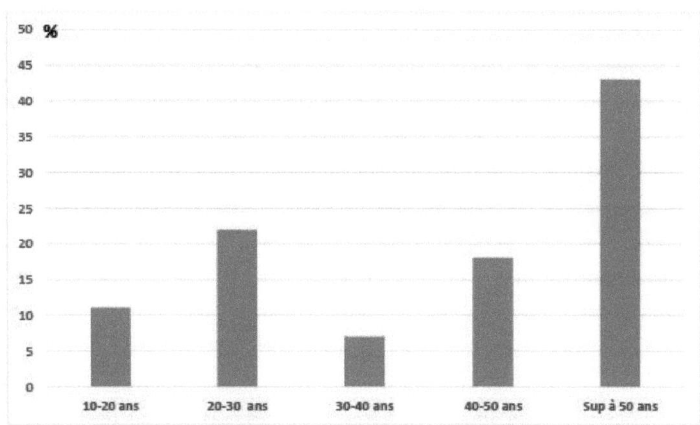

Figura 2: Repartição dos doentes por grupo etário

II.4.3.3. Repartição por género :

Verificou-se um ligeiro predomínio do sexo feminino, com 29 mulheres (52,7%) e 26 homens (47,3%), o que corresponde a um rácio entre sexos de 0,85. A Tabela II mostra a proporção entre os sexos por local do tumor.

Quadro II: Repartição do rácio entre os sexos por sede

Assento	Número	Homens	Mulher	Razão de sexo
Estômago	6	1	5	0,2
Duodeno	3	2	1	2
Grelha	6	2	4	0.5
Pâncreas	8	4	4	1
Apêndice	23	10	13	0,76
Cólon	1	1	0	-
Rectum	2	1	1	1
Mesentere	2	1	1	1
Primitivo desconhecido	3	3	0	-
Grele + Mesentere	1	1	0	-
Total	55	26	29	0,89

111.2. Estudo clínico :

111.2.1. História e hábitos do paciente:

Ш.2.1.1. Antecedentes familiares :

Os nossos doentes não tinham antecedentes familiares de cancro ou de NEM1.

111.2.1.2. História pessoal:

Quinze doentes (27,2%) tinham antecedentes médicos: 3 estavam a ser monitorizados para diabetes e hipertensão, 4 eram diabéticos, 3 eram hipertensos, 2 eram dislipidémicos e 3 doentes com NET gástrica tinham gastrite atrófica não reconhecida.

Dois doentes tinham sido operados a uma úlcera estenosante e tinham sido submetidos a uma GEA (anastomose gastro-entérica).

111.2.1.3. Hábitos :

Nove doentes (16,3%) eram fumadores e 3 (5,4%) eram alcoólicos crónicos.

111.2.1.4. Circunstâncias da descoberta :

A duração média da sintomatologia foi de 5,4 meses, variando de 3 dias a 18 meses. A dor abdominal foi o principal sintoma, ocorrendo em 43 casos (78,1%). Um síndroma apendicular típico foi indicativo de NET apendicular em 22 casos (40%). As diferentes circunstâncias de descoberta estão resumidas na Tabela III. A Tabela IV ilustra as circunstâncias da descoberta de acordo com o local.

Quadro III: Circunstâncias da descoberta

Circunstâncias da descoberta	Número	%
Dor abdominal	43	78,1
Alteração do estado geral	6	10,9
Dor no peito	3	5,4
Vómitos	3	5,4
Hipoglicemia recorrente	1	1,8
Síndrome sub-oclusiva	4	7,2
Síndrome rectal	1	1,8
Massa abdominal	2	3,6
Síndrome de Flush	2	3,6

Quadro IV: Circunstâncias da descoberta por local

Localização	Sinais clínicos/biológicos/síndromes
Estômago	Dor abdominal: 80%. Hemorragia digestiva: 20%. Alteração do estado geral (AEG): 40 Anemia: 20%.
Duodeno	Dor abdominal + Melhoria geral: 100%. Vómitos: 60%.
Grelha	Dor abdominal: 66 Diarreia: 16 Alteração do estado geral: 16 Síndrome oclusiva: 33 Diagnóstico incidental (Per-operatório): 16%.
Apêndice	Dor abdominal: 100%. Febre: 43 Síndrome carcinoide: 1,8% (1 caso)
Cólon/Reto	Síndrome oclusiva: 33 Dor no peito: 33 Dor anal: 33 Alteração do estado geral: 66
Pâncreas	Dor abdominal: 100%. Alteração do estado geral: 75%. Vómitos: 14 Massa epigástrica: 25%.
Mesentere	Dor abdominal: 100%. Síndrome oclusiva: 50%.

A imagem 1 mostra eritrose da face e das mãos como parte de uma síndrome de rubor num doente com uma NET hepática secundária de origem desconhecida.

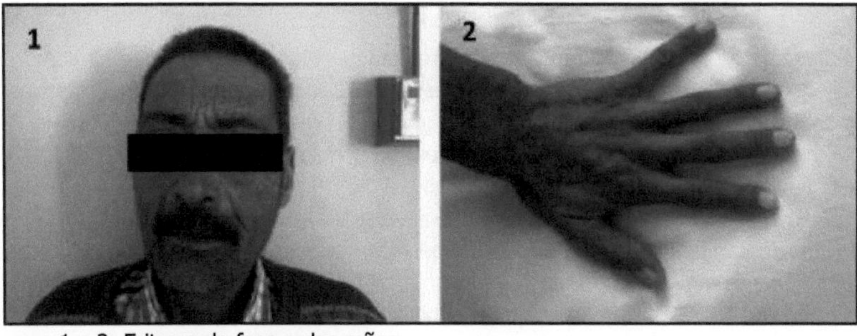

Imagem 1 e 2: Eritrose da face e das mãos

111.4. Exames paraclínicos :

111.4.1. Exames endoscópicos :

111.4.1.1. Endoscopia oeso-gastro-duodenal:

Vinte e três doentes foram submetidos a endoscopia oeso-gastro-duodenal (EOGD). Esta revelou o tumor em 9 casos: 6 casos de NET gástrica, um caso de NET bulbar e dois casos de NET ampular.

- + A aparência endoscópica dos NETs gástricos foi:
- Uma formação fúndica ulcerada polipoide medindo 8 mm em 2 casos.
- Gastrite fúndica atrófica com múltiplas formações poliplóides ulceradas em 2 casos.
- Múltiplas ulcerações resofágicas, gástricas e bulbares num caso.
- Num caso, uma formação de brotamento ulcerado.
- > Para NET bulbar: Duas formações poliplóides bulbares milimétricas.
- Relativamente às duas localizações ampulares: num caso, a duodenoscopia revelou uma ampola de Vater edemaciada, sem proliferação tumoral visível. O diagnóstico foi então confirmado por ecoendoscopia. [eme]No segundo caso, a EOGD revelou uma ampola edemaciada congestiva e ulcerada.

111.4.1.2. Colonoscopia :

Foi realizada em 14 doentes (25,4%) e revelou tumores em 4 casos (7,2%): 1 no cólon, ao nível do fundo cecal, com um aspeto ulcerado-borbulhante, 2 no reto médio, sob a forma de um pólipo séssil num caso e de uma formação submucosa no outro, e 1 na última ansa do íleo, com um aspeto polipoide.

111.4.2. Imagiologia :

111.4.2.1. Ecografia abdominal :

Foi efectuada em 28 pacientes (51%); foi normal em 9 casos (16,3%) e identificou o tumor em 19 casos (34,5%). Concluiu-se que :

- Fígado multinodular com aspeto secundário em 6 casos: 1 caso de tumor pancreático, 3 casos de origem desconhecida, 1 caso de NET enxertado com metástases hepáticas e um caso de recorrência metacrónica no fígado de um NET rectal.
- Dois casos de NET pancreática: num doente, a ecografia abdominal revelou uma massa heterogénea hipoecogénica na parede lateral do flanco direito com 11x30 mm de diâmetro. [eme]Em 2 casos, foi encontrada uma massa de tecido retro-peritoneal inter-espleno-renal esquerda.
- Um caso de NET jejunal: a ecografia abdominal mostrou uma massa no flanco esquerdo com 42x38 mm de diâmetro, 68 mm de altura, com uma parede hipoecogénica, 13 mm de

espessura e cocardizada nos cortes axiais.

- Dois casos de NET mesentérica em que o tumor foi descrito na ecografia como uma massa cística volumosa no primeiro caso e grandes adenopatias celiomesentéricas no segundo.
- No caso do gastrinoma, a ecografia mostrou um nódulo na cavidade dorsal dos epiplons, hipoecogénico, regular e com 2 cm de diâmetro.
- Seis casos de NET apendicular em que a ecografia abdominal mostrou um derrame mínimo na fossa ilíaca direita ou sinais de apendicite aguda no contexto da exploração de uma síndrome apendicular.
- Um caso de NET do cólon em que a ecografia revelou uma massa tumoral no flanco direito, provavelmente no cólon, confirmada por tomografia computorizada (TC) e colonoscopia.

111.4.2.2. Tomografia computadorizada torácica-abdominal-peitoral:

Foi efectuada em 32 doentes (58,1%); foi anormal em 28 casos (50,9%).

Objectivou o tumor primário em 21 casos (38,1%):

+ Seis casos de NET da vesícula biliar:

- Estenose da última ansa do olho
- Espessamento de tecido nodular no lúmen jejunal e no flanco esquerdo realçado pelo meio de contraste.
- Formação de tecido intraperitoneal num doente com uma localização dupla na vesícula biliar e no mesentério.
- Uma ansa congelada sem realce parietal e um "sinal das fezes" sugestivo principalmente de enfarte mesentérico.
- [eme]Espessamento circunferencial das paredes do íleo terminal, criando uma pseudo-massa de 35 mm, com outra massa ileal parietal à distância, sugerindo uma localização 2.
- Dilatação do cólon com disparidade de calibre entre o intestino do enxerto e o cólon direito e um fígado multinodular secundário.

A imagem 3 (A e B) ilustra a aparência escanográfica de uma NET enxertada.

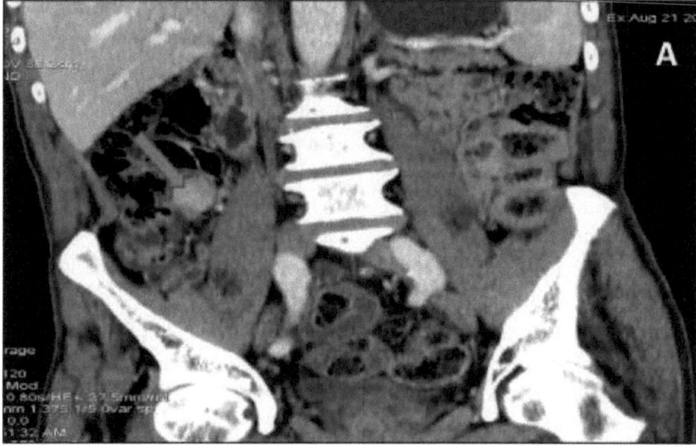

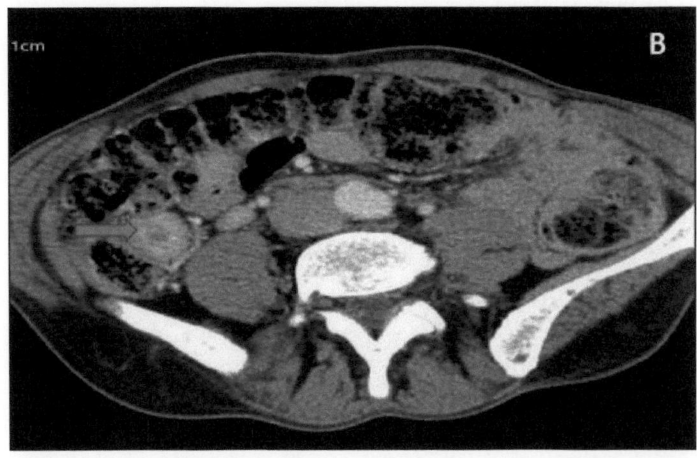

Imagem 3: TAC abdominal A: secção coronal. B: secção axial em tempo portal Greclic NET (setas) num homem de 57 anos.

^ Um caso de NET gástrico: espessamento regular e moderado da parede do antro gástrico estendido à curvatura menor com integridade da gordura perigástrica.

Oito casos de NET pancreática:

- Uma massa de tecido isodensa na cauda do pâncreas.
- Massa de tecido interesplenopancreático, provavelmente de origem pancreática.
- Espessamento da parede retro-hepática posterior em contacto com o pilar posterior do diafragma. A RMN adicional confirmou a origem pancreática.
- Massa pancreática cefálica com 60x50 mm de diâmetro em contacto com o tronco portal.
- Uma massa infiltrativa na cauda do pâncreas com extensão hepática, linfonodal e vascular.
- Tecido ganglionar magmático oposto à cabeça do pâncreas.
- Dois casos de espessamento do tecido oposto à cabeça do pâncreas.

As imagens 4, 5 e 6 mostram tomografias computorizadas de 3 NETs pancreáticas.

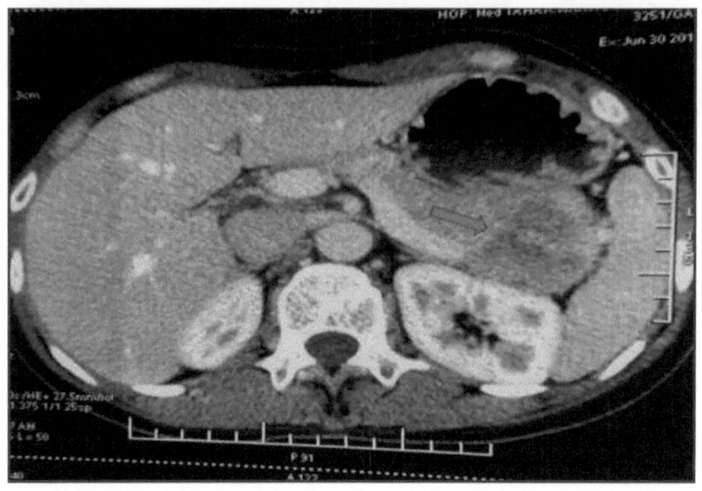

Imagem 4: TAC abdominal (corte axial na altura do pâncreas) mostrando uma NET pancreática revelada por dor abdominal num doente de 34 anos (seta).

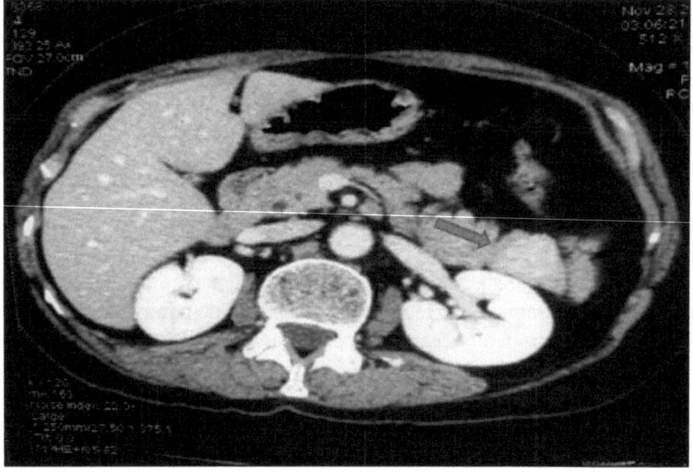

Imagem 5: TAC abdominal (secção axial no tempo arterial) mostrando uma NET pancreática (seta) num doente de 62 anos.

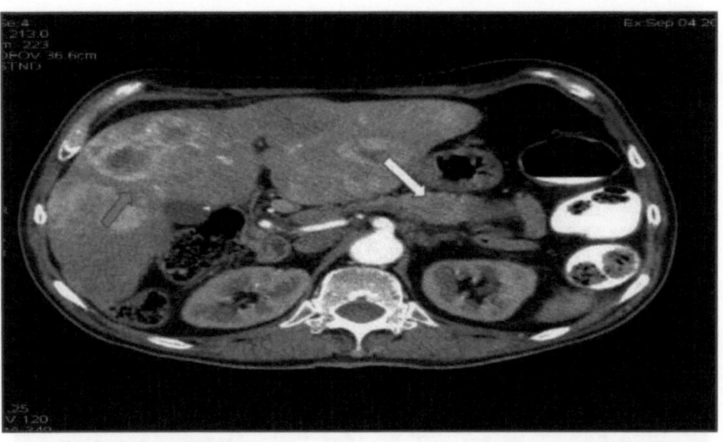

Imagem 6: TAC abdominal (secção axial com tempo arterial) ilustrando uma NET da cauda do
pâncreas (seta branca) com metástases hepáticas (seta azul) num doente de 66 anos.

-> Dois tumores mesentéricos:

- Massa cística intraperitoneal com múltiplos compartimentos e conteúdo hemorrágico.
- Duas massas intraperitoneais, uma das quais depende da parede digestiva e desenvolve-se exoluminalmente.

Dois tumores duodenais (ampulares):

[er]No caso 1: dilatação significativa do ducto biliar principal e dos ductos biliares intra-hepáticos sem obstrução visível. A ecoendoscopia confirmou um tumor ampular. [eme]Nos 2 casos: espessamento hipodenso regular em frente à cabeça do pâncreas.

Tumor do cólon: massa heterogénea na fossa ilíaca direita, com 85 mm de diâmetro, que se projecta para o lúmen cecal.

Um tumor rectal: uma massa de tecido na parede lateral esquerda do reto superior.

A tomografia computorizada **revelou metástases hepáticas** em 7 casos:

-> Três casos em que o tumor primário permaneceu desconhecido com um fígado multinodular na ecografia e na TAC.

+ Dois casos de NET do enxerto, um dos quais foi descoberto incidentalmente no per-operatório durante a exploração de dois nódulos hepáticos para os quais a biopsia percutânea foi inconclusiva em 2 ocasiões. [eme]Nos dois casos, a tomografia computadorizada mostrava dois nódulos nos segmentos 5 e 7 com realce heterogéneo no tempo arterial, associados a duas massas de tecido mesentérico contíguas, sugestivas de adenopatia.

+ Um caso de NET da cauda do pâncreas.

+ Um caso de NET rectal ressecado endoscopicamente e posteriormente tratado cirurgicamente (ressecção anterior) com recidiva metastática no fígado após 4 anos.

As imagens 7, 8 e 9 mostram exames de metástases hepáticas em 3 doentes.

A origem neuroendócrina foi sugerida na TAC em 7 casos: 2 metástases hepáticas, uma de origem desconhecida e outra secundária a um NET pancreático, um NET colónico, 3 NETs pancreáticos e um NET da vesícula biliar.

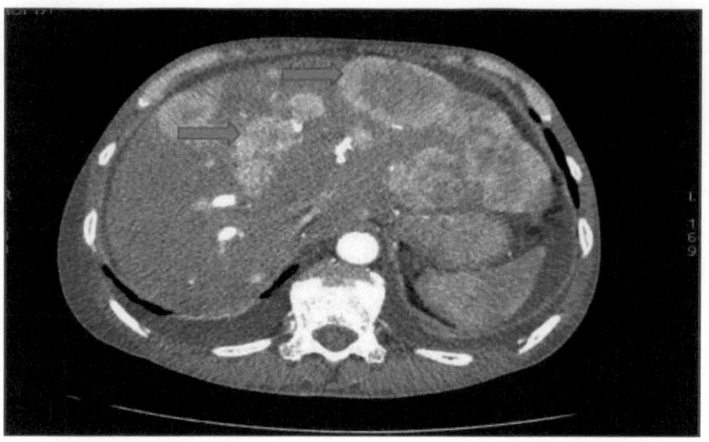

Imagem 7: TAC abdominal (secção axial no tempo arterial) mostrando metástases hepáticas (setas) de uma NET de origem desconhecida.

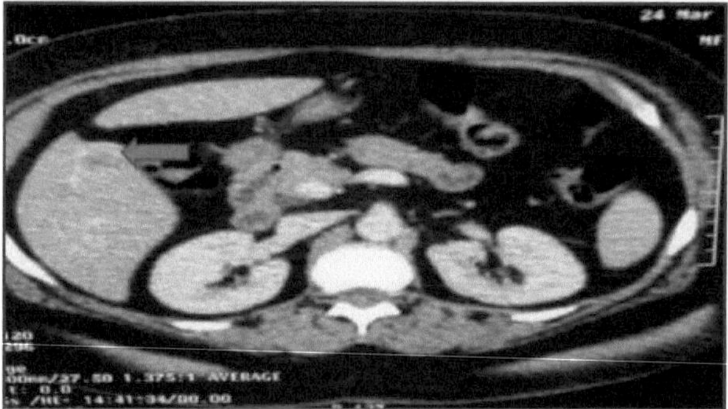

Imagem 8: Tomografia computorizada abdominal (corte axial portal) mostrando uma metástase
hepática de uma NET do enxerto (seta).

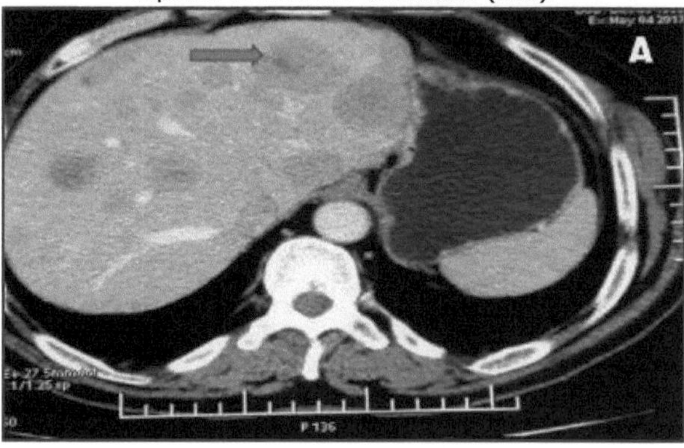

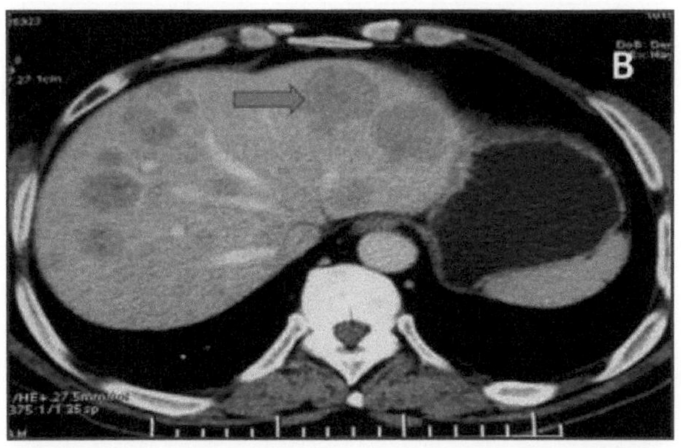

Imagem 9: TAC abdominal (cortes axiais A+B no tempo portal) mostrando múltiplas metástases hepáticas (setas) num doente operado a uma NET mesentérica, que tinha progredido após 6 anos sob a forma de localizações hepáticas.

111.4.2.3. Octreoscanner®:

Foi efectuado em apenas 17 doentes (30,9%). Nenhum doente com envolvimento do apêndice foi submetido a octreoscan, uma vez que a vigilância pós-operatória não está indicada para NETs do apêndice < 2 cm que tenham sido completamente ressecadas (R0), sem metástases linfonodais ou invasão vascular. A OCT revelou localizações à distância em 4 doentes (7,2%). Os resultados das octreoscopias em quatro pacientes estão detalhados na Tabela V e as imagens nas Figuras 10 e 11.

Tabela V: Resultados das octreoscopias patológicas

Doente	Localização do tumor primário	Octreoscanner
Doente 1	Metástases hepáticas de origem desconhecida	Descarga linfonodal jugulocarotídea esquerda com ligação ao octreótido, sugestiva de origem NE
Doente 2	Metástases hepáticas de origem desconhecida	Nódulos hepáticos que expressam receptores de somatostatina
Doente 3	Cabeça do pâncreas	Grande área de hiperfixação intensa e multifocal envolvendo a região epigástrica.
Doente 4	Metástases hepáticas de origem desconhecida	Nódulos hepáticos que expressam receptores de somatostatina

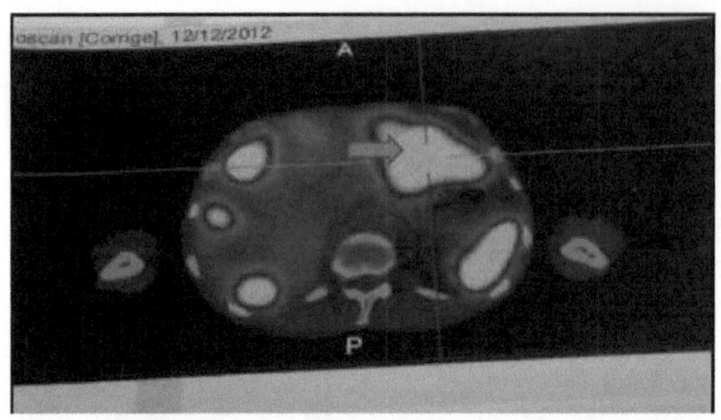

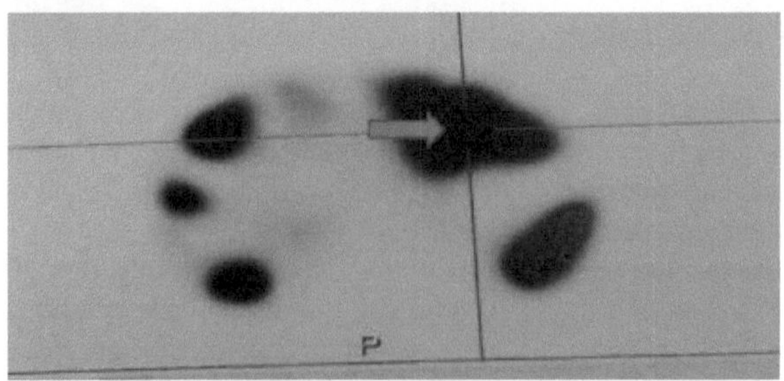

Imagem 10: Imagens de Octreoscan que mostram nódulos hepáticos com forte expressão de receptores de somatostatina (setas), o que sugere a sua origem endócrina.

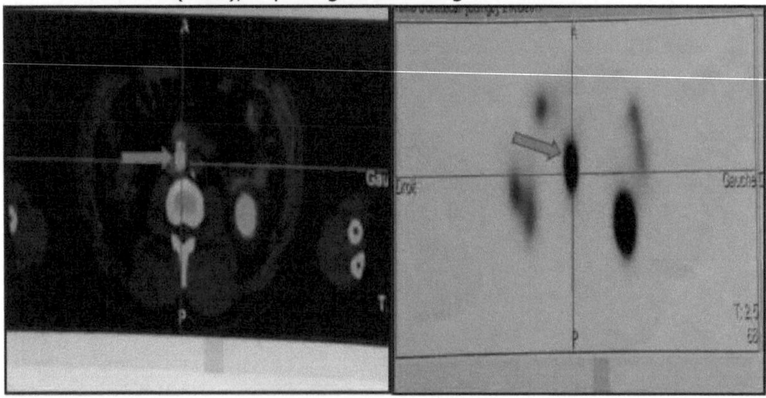

Imagem 11 : Filmes de Octreoscan mostrando hiperfixação intensa na região epigástrica (seta), em relação com uma metástase inter-aórtico-caval de um NET pancreático.

111.4.2.4. Imagem por ressonância magnética :

Foi efectuada uma ressonância magnética abdominal (RMN) em 3 doentes (5,4%):

- Dois doentes com NET pancreática:

Num doente, a RMN do pâncreas revelou múltiplas lesões nodulares pancreáticas compressivas sobre a cabeça do pâncreas, de dimensões variáveis, medindo as duas maiores 47 x 36 mm e 47 x 26 mm de diâmetro, respetivamente. emeeme Estas lesões comprimiam o bolbo duodenal, a porção 2 e a porção 3 do duodeno.

emeNo doente 2, a RMN do pâncreas mostrou uma lesão heterogénea redonda com hipossinal em T1 e hipersinal em T2, medindo 30 x 25 mm de diâmetro.

- Um caso de metástases hepáticas de uma NET enxertada: a RM mostrou 2 nódulos hepáticos arredondados, bem delimitados, nos segmentos V e VII, medindo 28 x 25 mm e 23 x 20 mm de diâmetro, com hipossinal em T1 e hipersinal em T2, com realce intenso homogéneo a partir do tempo arterial, sem wash-out.

A imagem 12 ilustra o aspeto da RM de metástases neuroendócrinas hepáticas de um primário grácil.

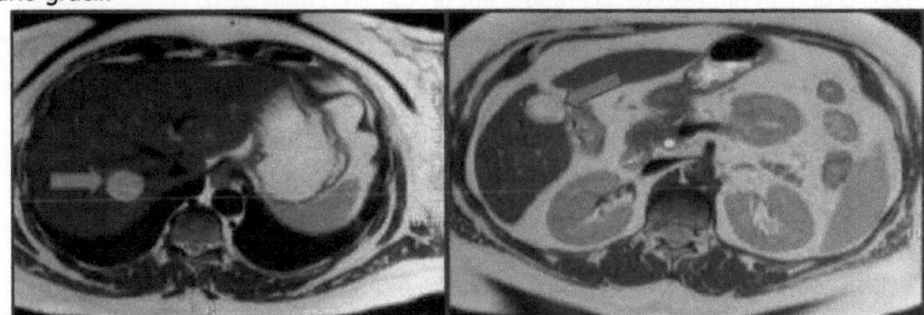

Imagem 12 : RM hepática (2 cortes axiais em T2) mostrando metástases hepáticas (setas) de uma NET do enxerto reveladas por um fígado multinodular.

111.5. Testes biológicos e eletrocardiograma :

111.5.1. Cromogranina "A" e 5 HIAA urinário :

Cinco doentes fizeram uma análise sanguínea à cromogranina A. Esta estava elevada (>100 ng/mL) em 4 casos e normal num caso.

Um doente efectuou um teste de 5 HIAA urinário, que revelou um valor de 1818 jmol/L (valor normal inferior a 47 |jmol/24h).

111.5.2. Glicemia :

Os níveis de glucose no sangue à admissão eram normais em todos os nossos doentes.

111.5.3. Eletrocardiograma :

O eletrocardiograma, realizado em 15 doentes (27,2%), foi normal em todos os casos.

111.6. Exame anatomopatológico :

111.6.1. Tipo de amostra :

111.6.1.1. Biópsia :

O diagnóstico de NET foi efectuado com base nos dados da biopsia em 15 casos (27,2%):

- Seis casos de NET gástrico
- emeDois casos de NET duodenal: 1 doente apresentava 2 formações polipóides milimétricas bulbares e 2 apresentavam uma ampola de Vater suspeita de degenerescência à endoscopia confirmada pelos dados da biopsia.
- Quatro casos de NET com metástases hepáticas: 1 caso de NET pancreática metastática para o fígado e 3 casos de metástases hepáticas de origem desconhecida.
- Dois casos de NET rectal e um caso de NET do cólon.

LU.6.1.2. Operador de peças :

O diagnóstico foi efectuado no bloco operatório em 44 casos (80%):

- Vinte e três casos de NETs apendiculares, operados no âmbito de uma síndrome apendicular.

- Sete casos de TNEs pancreáticas
- Foram registados sete casos de NET da vesícula biliar, um dos quais tinha uma localização dupla na vesícula biliar e no mesentério.
- Dois casos de NETs mesentéricas
- Um caso de NET do cólon.
- Dois casos de NET rectal.
- Dois casos de NET ampular numa peça de duodeno-pancreatectomia cefálica (CPD).

111.6.2. Macroscopia :

O tamanho do tumor variou de 2 mm a 70 mm, com uma média de 19,65 mm.

As NETs gástricas apresentavam um aspeto polipoide, associado a gastrite fúndica atrófica em 3 casos, e tinham um aspeto ulcerado e em brotamento num caso.

As NET duodenais apresentavam-se sob duas formas diferentes: uma NET bulbar sob a forma de formações polipóides milimétricas e uma bolha ulcerada para as duas NET ampulares.

A NET do cólon tinha um aspeto ulcerado e em brotamento na endoscopia.

[eme]As duas NETs rectais tinham o aspeto de uma formação submucosa não ulcerada num doente e a forma de um pólipo séssil nos outros 2.

A Tabela VI resume o tamanho do tumor de acordo com a localização.

Quadro VI: Tamanho médio do tumor por localização

Localização	Número	Tamanho máximo (mm)	Tamanho mínimo (mm)	Tamanho médio (mm)
Estômago	6	14	2	8
Duodeno	3	40	5	22,5
Grelha	6	40	15	26,6
Apêndice	23	70	2	8,91
Cólon	1	-	-	-
Rectum	2	53	12	32,5
Pâncreas	8	60	6	37
Mesentere	2	60	27	43,5
Primitivo desconhecido	3	-	-	-
Grele + mesentere	1	-	-	-

A Figura 3 mostra a distribuição dos doentes de acordo com o tamanho do tumor.

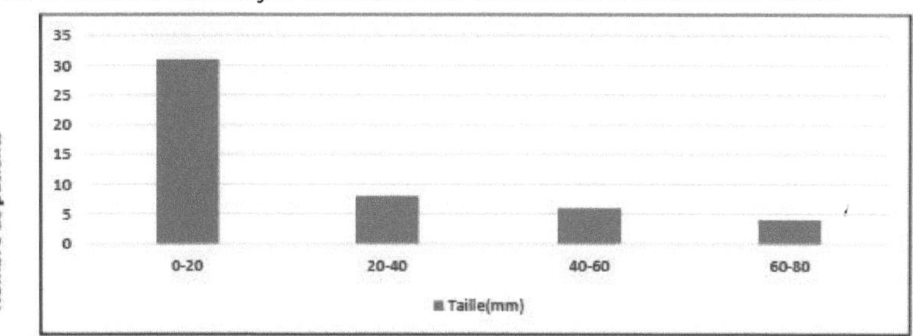

Figura 3: Distribuição dos doentes por tamanho do tumor

111.6.3. Microscopia :

111.6.3.1. Diferenciação dos tumores :

6.3.1.1. Redes bem diferenciadas:

Em 53 casos (96%), a proliferação tumoral era bem diferenciada. Os tumores eram gástricos (6 casos), da vesícula biliar (6 casos), apendiculares (23 casos), pancreáticos (8 casos), mesentéricos (2 casos), rectais (2 casos), duodenais (2 casos) e 4 hepáticos de origem desconhecida.

6.3.1.2. Redes não muito diferenciadas:

A proliferação do tumor foi apenas ligeiramente diferente em 2 casos: um caso de NET colónico e um caso de NET enxertado. Em ambos os casos, os tumores eram de grandes células.

111. 6.3.2 Índice mitótico :

O índice mitótico foi exato em 39 casos (71%), variando de 0 a 27 mitoses por 10 campos em grande ampliação, com uma média de 3 mitoses.

111.6.4. Imunohistoquímica :

111.6.4.1. Marcadores de diferenciação :

- **Cromogranina A :**

Foi testado em todos os casos, com um resultado positivo em 80% dos casos. A marcação foi fraca em 2 casos.

- **Sinaptofisina :**

Foi testado em 40 casos (72,7%), com um resultado positivo em 68,6% dos casos.

- **CD56 :**

Foi positivo em 10 casos (18,1%). Metade destes doentes apresentavam uma marcação negativa para a cromogranina A.

- **CK 7 :**

A marcação positiva para CK7 foi observada em 8 casos (14,5%).

A Figura 4 ilustra a taxa de positividade dos diferentes marcadores de diferenciação nos nossos doentes.

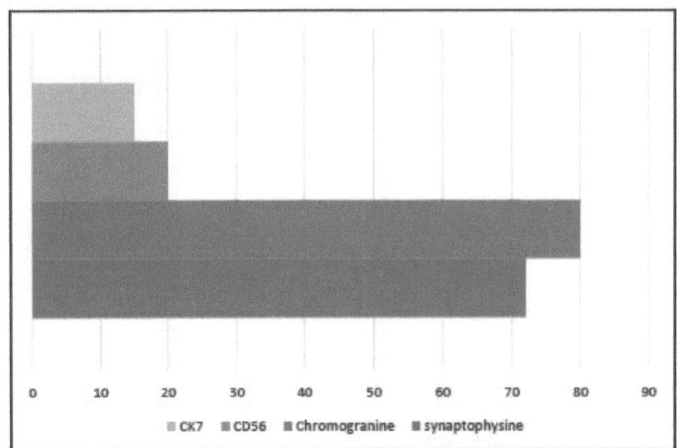

Figura 4: Taxa de positividade dos marcadores de diferenciação tumoral

A imagem 13 ilustra o aspeto histológico de uma NET grecíclica com marcação intensa de sinaptofisina e cromogranina.

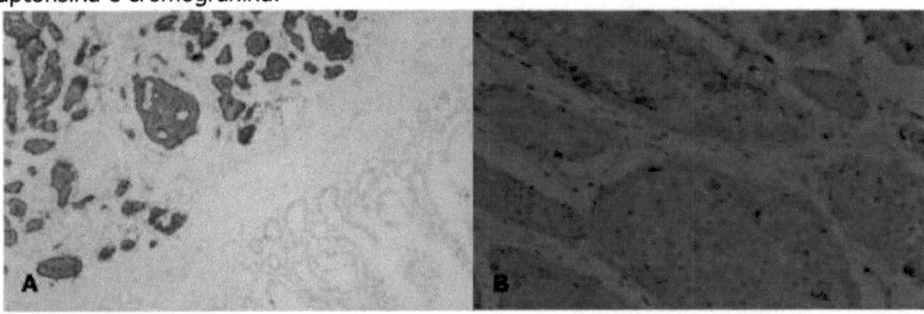

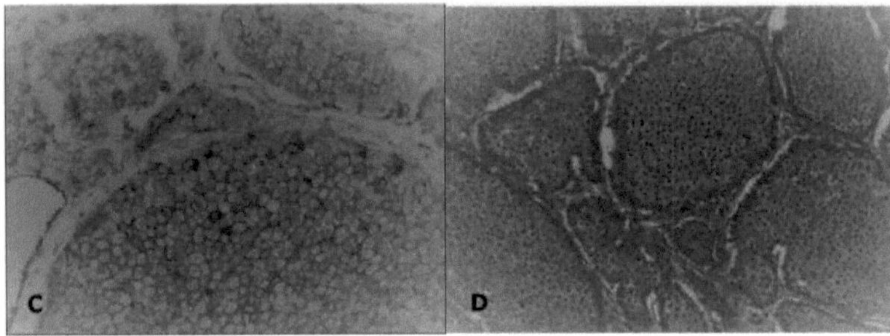

Imagem 13: Rede do grelo

A: Expressão intensa de cromogranina

B: Marcação imunohistoquímica da sinaptofisina

C: Expressão membranar de CD56

D: Aspeto traqueal/ricamente vascularizado da NET

1.1.1.2. 2. Índice de proliferação (Ki67) :

Foi efectuada em todos os casos. Variou entre 0 e 40%, com uma média de 5%. Foi maior ou igual a 20% em 6 casos. A Tabela VII mostra a distribuição do Ki67 médio de acordo com a localização do tumor. A Figura 5 mostra o perfil do Ki67.

Tabela VII: Ki67 médio por local do tumor

Localização	Número	Ki67 médio (%)
Apêndice	23	1,08
Cólon	1	20
Rectum	2	3
Pâncreas	8	8
Estômago	6	5,2
Duodeno	3	11,5
Grelha	6	10,3
Mesentere	2	2
Primitivo desconhecido	3	21,5
Grele + mesentere	1	1

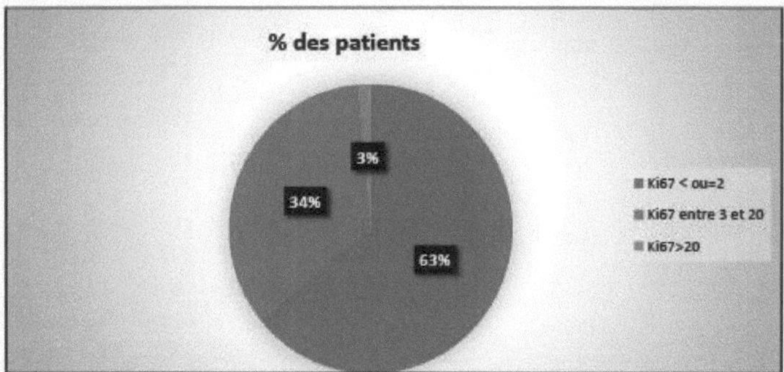

Figura 5: Perfil ki67

111.6.5. Grau histológico de acordo com a ENETS :

De acordo com o grau histológico, foi possível classificar os tumores da seguinte forma:

- Grau 1: 30 casos (54,5%)
- Grau 2: 21 casos (38,1%)
- Grau 3: 2 casos (3,6%)

Os restantes dois casos eram NETs mistas.

111.6.6. Classificação da OMS 2010 e estádio do tumor :

111.6.6.1. OMS 2010:

De acordo com a classificação da OMS 2010, os nossos doentes foram divididos em :

- TNE G1: 30 casos (54,5%)
- TNE G2: 21 casos (38,1%)
- Carcinoma neuroendócrino: 2 casos (3,6%)
- Carcinoma adeno-neuroendócrino misto: 2 casos (3,6%)

111.6.6.2. Fase dinâmica (UICC/AJCC 7ª edição):

emeOs tumores foram classificados de acordo com a AJCC 7ª edição da seguinte forma:

- Estádio 0 (tumor in situ do estômago): 1 caso (1,8%)

- Estádio I: 31 casos (56,3%)
- Estádio IIA: 9 casos (16,3%)
- Estádio IIB: 2 casos (3,6%)
- Estádio IIIA: 1 caso (1,8%)
- Estádio IIIB: 2 casos (3,6%)
- Estádio IV: 4 casos (7,2%)
- Tumor não classificável: 5 casos (9%)

A Figura 6 mostra a distribuição dos diferentes estadios do tumor de acordo com o local do tumor.

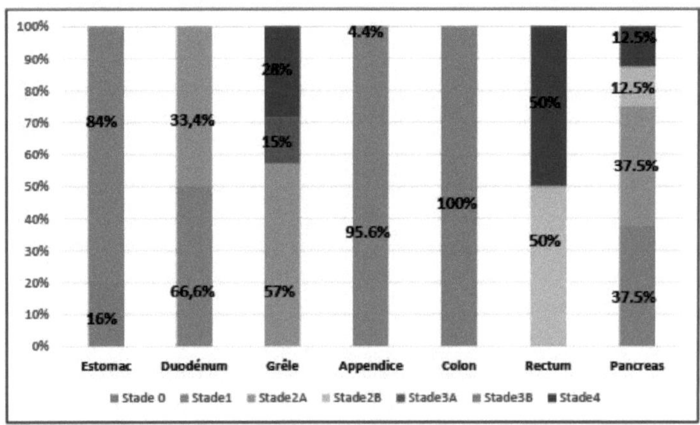

Figura 6. Distribuição dos estádios do tumor por local

III.7. Avaliação da extensão :

- A TDM toraco-abdomino-pélvica foi efectuada em 32 casos (58,1%), tendo sido identificadas metástases à distância em 10 casos (18,1%):

Metástases hepáticas em 7 casos (12,7%).

Metástases nodais em 3 casos (5,4%).

- Foi efectuada uma octreoscan em 16 casos (29%), revelando localizações distantes em 3 casos (5,4%).

O quadro VIII resume as diferentes localizações dos tumores primários e o local das metástases na TAC e na octreoscopia.

Tabela VIII. Localização das metástases

Doente nº.	Localização original	TAC	Octreoscanner®
Doente 1	Desconhecido	Fígado multinodular	Descarga linfonodal jugulo-carotídea esquerda com fixação de octreótido sugestiva de origem NE
Doente 2	Desconhecido	Fígado multinodular	Nódulos hepáticos que expressam receptores

			de somatostatina
Doente 3	Desconhecido	Fígado multinodular	-
Doente 4	Grelha	Fígado multinodular	-
Doente 5	Grelha	Fígado multinodular	-
Doente 6	Cólon	Metástases nos gânglios linfáticos	-
Doente 7	Cabeça do pâncreas	Metástases nos gânglios linfáticos	Ampla gama de hiperfixação intensa e multifocal envolvendo a região epigástrica
Doente 8	Cauda do pâncreas	Fígado multinodular	-
Doente 9	Mesentere	Metástases nos gânglios linfáticos	-
Doente 10	Rectum	Fígado multinodular	

(NE: Neuroendócrino)

III.8. Controlo terapêutico :

III.8.1. Tratamento médico :

Foi iniciado tratamento médico em 15 doentes (27,2%).

III.8.1.1 Inibidores da bomba de protões (IBP):

Foram utilizados em 3 doentes:

J Um doente com um gastrinoma

J Um doente com NET gástrico em gastrite atrófica.

J Um doente com uma NET mesentérica com uma úlcera anastomótica num AEG.

111.8.1.2. Análogos da somatostatina :

Foram prescritos a 6 doentes (10,9%):

J Três doentes com metástases hepáticas de um primário neuroendócrino desconhecido.

J Um doente com uma NET da cabeça do pâncreas com metástases nos gânglios linfáticos. Os análogos foram iniciados após a CPP.

J Um doente com uma NET pancreática com metástases hepáticas.

J Um doente com uma NET do enxerto com metástases hepáticas. O tratamento foi iniciado após a ressecção cirúrgica do tumor primário.

111.8.1.3. Quimioterapia :

Foi indicada em seis doentes (10,9%):

- Um doente com um TUMOR pancreático com metástases hepáticas foi submetido a quimioterapia paliativa após ter progredido com análogos da somatostatina.

- Um caso de TNE médio-rectal tratado inicialmente por via endoscópica (polipectomia), depois com ressecção anterior adicional devido a exérese endoscópica incompleta. Foi prescrita quimioterapia para a recidiva sob a forma de metástases hepáticas após 48 meses de remissão.

- Um doente com uma NET do enxerto com metástases hepáticas. O tumor do enxerto foi ressecado e o doente foi submetido a quimioterapia pós-operatória.

- Um doente operado a uma NET mesentérica com progressão para localizações hepáticas após 72 meses de evolução.

- emeDois doentes com carcinoma adeno-neuroendócrino misto: um com localização ampular que foi submetido a CPD e recebeu Gemcitabina adjuvante, e um com cerco gástrico que foi submetido a gastrectomia subtotal com borda tumoral cirúrgica e presença de bainha perineural, indicando quimioterapia adjuvante com Folfox (Oxaliplatina + ácido folínico e 5-fluorouracil).

111.8.2. Tratamento cirúrgico :

O tratamento cirúrgico foi efectuado em 44 casos (80%).

A cirurgia foi curativa em 37 casos (67,2%) e não cancerosa nos restantes 7 casos; 2 doentes com NET do enxerto com metástases hepáticas foram submetidos a ressecção do enxerto e 4 doentes com metástases linfáticas foram submetidos a cirurgia ao tumor primário. Um doente tinha sido submetido a gastrectomia subtotal para um carcinoma gástrico misto adeno-neuroendócrino com um limite tumoral cirúrgico no exame patológico.

Todos os pacientes que foram submetidos a cirurgia foram distribuídos da seguinte forma:

- Vinte e três doentes (41,8%) foram submetidos a apendicectomia isolada e as margens cirúrgicas eram saudáveis.
- Um doente com um TUMOR do cólon direito foi submetido a uma hemi-colectomia direita.
- Quatro doentes tinham um DPC: dois doentes tinham um TUMOR ampular e dois tinham um NET da cabeça do pâncreas.
- A ressecção do tumor foi efectuada em 9 casos (16,3%): 2 casos de NET mesentérica primária, um dos quais era um gastrinoma, 1 caso de NET de enxerto associada a um local mesentérico e 6 casos de NET de enxerto.
- A pancreatectomia esquerda foi efectuada em 4 casos.
- A ressecção rectal anterior para NET do reto médio foi realizada em 2 casos.
- Gastrectomia subtotal para um tumor gástrico adeno-neuroendócrino misto num caso.

A figura 7 ilustra os diferentes procedimentos cirúrgicos efectuados nos nossos doentes.

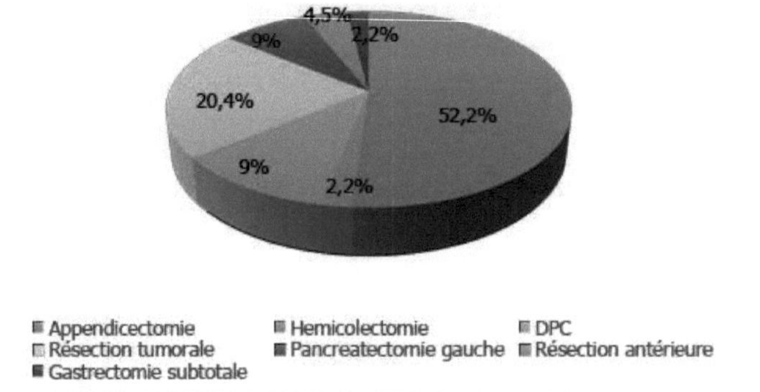

Figura 7: Diferentes procedimentos cirúrgicos efectuados nos nossos doentes

111.8.3. Tratamento endoscópico :

Dois doentes tinham sido submetidos a polipectomia.

Um doente apresentava formações polipóides ulceradas, com 8 mm de diâmetro, na gastrite fúndica atrófica endoscópica, que o exame anatomopatológico confirmou serem neuroendócrinas. A exérese foi completa.

emeO caso 2 era um tumor do reto médio que aparecia como um pólipo séssil com 12 mm de diâmetro. O exame endoscópico estava incompleto, indicando que era necessária uma nova

cirurgia.
A figura 8 ilustra as diferentes modalidades terapêuticas nos nossos doentes.

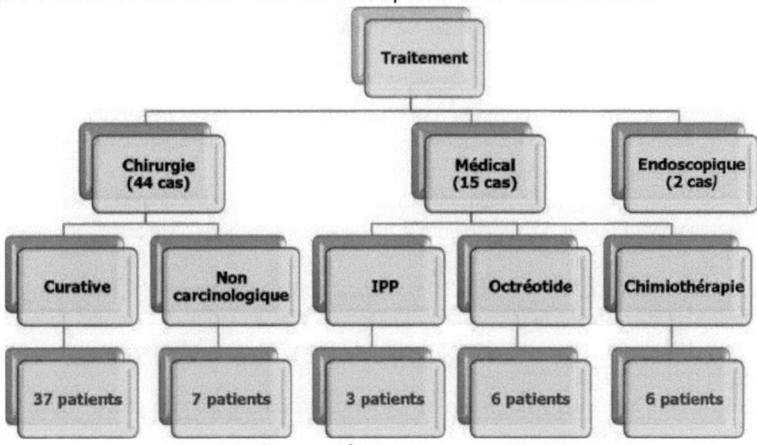

Figura 8: Opções terapêuticas para os nossos doentes

III.9. Sobrevivência, progressão e factores de prognóstico :

111.9.1. Sobrevivência média :

O tempo médio de sobrevivência foi de 51 meses, com extremos de 2 e 96 meses. A tabela IX apresenta as taxas médias de sobrevivência de acordo com a localização.

Tabela IX. Sobrevivência média por localização

Localização	Tempo mínimo de sobrevivência (meses)	Tempo máximo de sobrevivência (meses)	Sobrevivência média (meses)
Estômago	38	96	62,8
Duodeno	12	26	19
Grelha	2	48	20,7
Mesentere	36	48	42
Apêndice	12	96	50,3
Cólon	-	-	3
Rectum	12	48	30
Pâncreas	2	36	11,6
Metástases de um tumor primário desconhecido	3	4	3,5

111.9.2. Evolução :

Um doente operado a um NET do cólon morreu após 3 meses de seguimento.

Dezoito doentes perderam o seguimento após uma média de 28,2 meses (extremos: 2 e 96 meses).

A evolução foi favorável em 32 casos (58%): 4 casos de NET gástrica, 1 caso de NET duodenal (ampular), 5 casos de NET do enxerto, 1 caso de NET com localização dupla do enxerto e mesentérica, 17 casos de NET apendicular, 3 casos de NET pancreática e um caso de NET mesentérica primária.

Um doente com uma NET pancreática com metástases hepáticas foi inicialmente tratado com análogos da somatostatina. A evolução foi marcada por uma progressão das metástases sob tratamento, indicando que deveria ser submetido a quimioterapia.

A progressão com quimioterapia foi marcada pela progressão do tumor após um tempo médio de seguimento de 11 meses.

Um doente foi submetido a cirurgia para um NET rectal após ressecção endoscópica incompleta, tendo apresentado recidiva sob a forma de metástases hepáticas após 48 meses. Foi indicada quimioterapia sistémica.

Um doente, operado a uma NET mesentérica, progrediu para localizações hepáticas secundárias após 72 meses de seguimento e foi encaminhado para quimioterapia paliativa.

Um doente submetido a cirurgia por carcinoma adeno-neuroendócrino gástrico iniciou quimioterapia adjuvante. Uma ecografia efectuada após 3 meses revelou uma progressão sob a forma de metástases hepáticas. [eme]Um caso de tumor ampular adeno-neuroendócrino misto foi tratado com quimioterapia adjuvante, tendo uma ecografia revelado ausência de recorrência do tumor após 12 meses.

Um caso de NET da cabeça do pâncreas num doente que recusou a cirurgia com lesões estáveis na TAC após 42 meses.

111.9.3. Factores de prognóstico :

111.9.3.1. Grau histológico :

O grau OMS reduziu a sobrevivência. De facto, a sobrevivência aos 3 anos para o grau 1 foi de 100%, enquanto que para o grau 2 foi de 50%. A Figura 9 ilustra a curva de sobrevivência de acordo com o grau OMS.

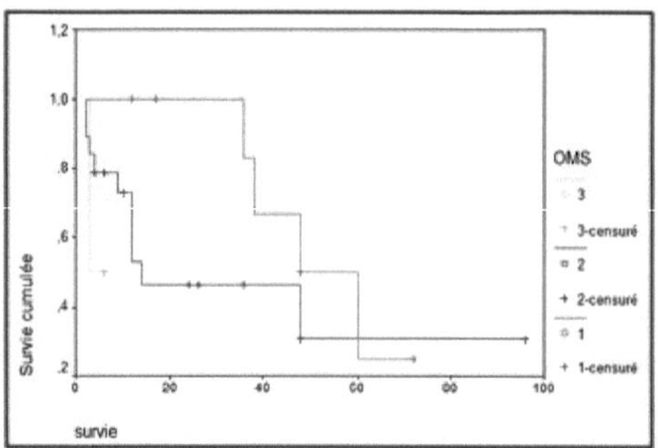

Figura 9: Curva de sobrevivência de acordo com o grau da OMS

111.9.3.2. Ki67 :

A sobrevida a 1 ano foi melhor para um Ki67 inferior a 10% (90% versus 62%), mas inverteu-se a 5 anos: cerca de 20% para um Ki67 inferior a 10% versus 62% para um Ki67 > 10%, sem diferença significativa; isto deve-se provavelmente a outros factores como a idade e a presença de metástases. A figura 10 mostra a curva de sobrevivência de acordo com o nível de Ki67.

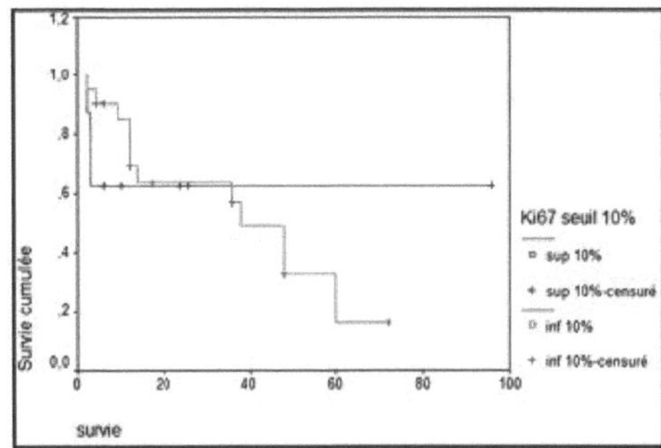

Figura 10: Curva de sobrevivência de acordo com o nível de Ki67

111.9.3.3. Estadio do tumor :

Não se registou uma diferença significativa na sobrevivência global entre os diferentes estadios do tumor (p=0,65). A Figura 11 mostra a curva de sobrevivência de acordo com o estádio do tumor.

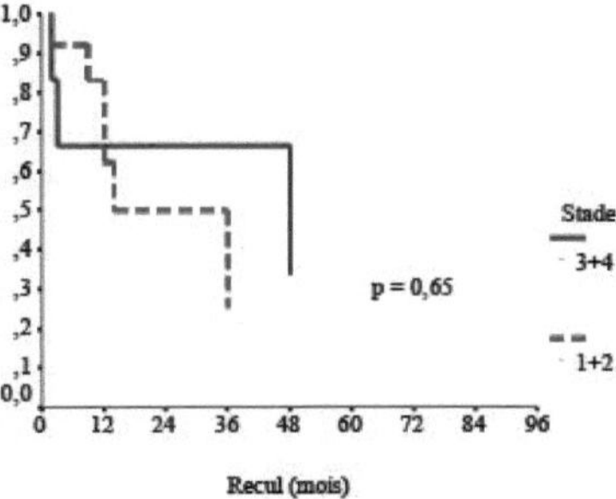

Figura 11: Curva de sobrevivência por estádio do tumor

111.9.3.4. Células tumorais :

O tamanho do tumor inferior ou igual a 30 mm foi associado a uma melhor sobrevivência do que o tamanho do tumor > 30 mm (sobrevivência aos 3 anos = 80% versus 50%), sem diferença significativa. A Figura 12 mostra a curva de sobrevivência de acordo com o tamanho do tumor.

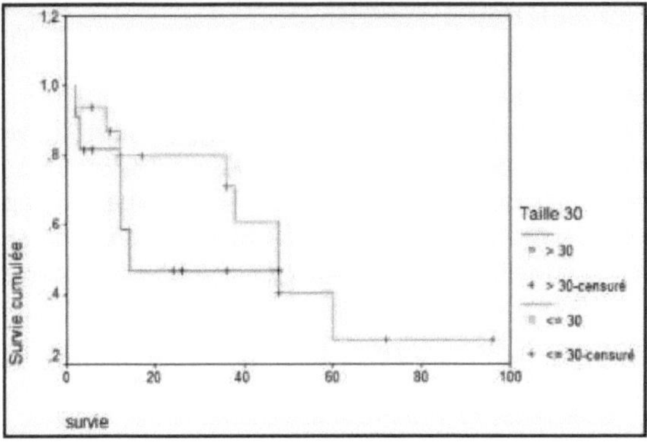

Figura 12: Curva de sobrevivência de acordo com o tamanho do tumor

III. 9.3.5. Grau de diferenciação :

Verificámos uma sobrevivência significativamente melhor nos doentes com NET bem diferenciada em comparação com os doentes com NET não diferenciada. A Figura 13 mostra a curva de sobrevivência de acordo com o grau de diferenciação do tumor.

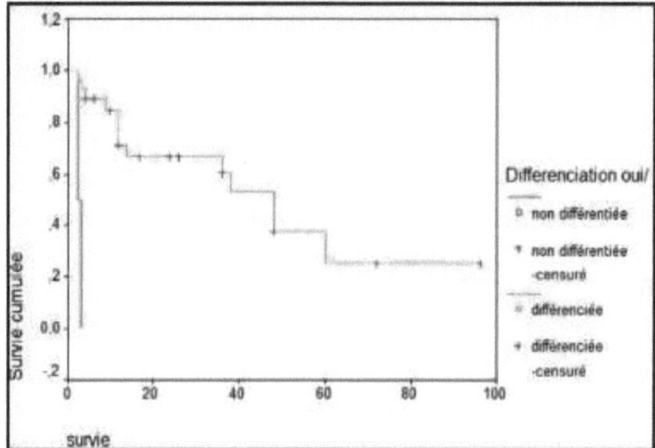

Figura 13: Curva de sobrevivência de acordo com a diferenciação do tumor

III. 9.3.6. Local do tumor :

A localização do tumor reduziu significativamente a sobrevivência global nos nossos doentes. A sobrevivência aos 3 anos foi de 90% para o enxerto e o mesentério em comparação com 25% para o pâncreas (p=0,0078). A Figura 14 mostra a curva de sobrevivência de acordo com a localização do tumor.

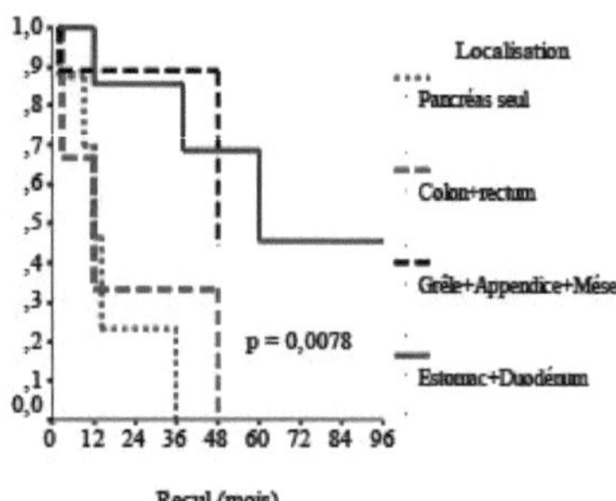

Figura 14: Curva de sobrevivência por local do tumor

III.9.3.7. Metástases e sobrevivência :

A presença de metástases nos gânglios linfáticos e de metástases à distância reduziu a sobrevivência. A sobrevivência aos 3 anos sem metástases foi de 65% em comparação com 55% na presença de metástases. Aos 5 anos, a sobrevivência sem metástases foi de 50% em comparação com uma sobrevivência quase nula na presença de metástases. A figura 15 mostra a curva de sobrevivência de acordo com a presença ou ausência de metástases.

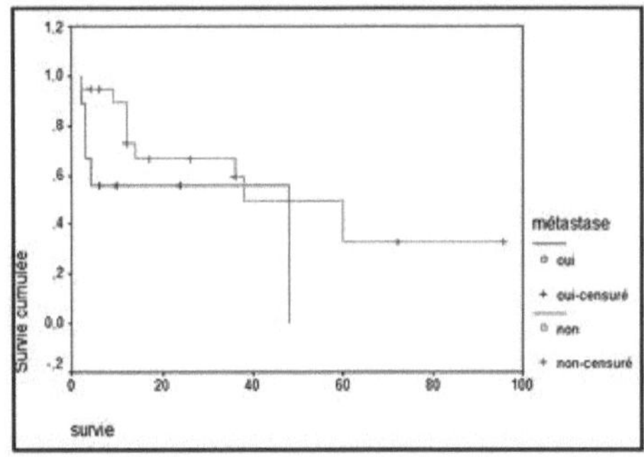

Figura 15: Curva de sobrevivência por metástases

111.10. Estudo de correlações :

111.10.1. Grau histológico e parâmetros histoprognósticos :

O grau histológico foi significativamente correlacionado com o tamanho do tumor (p=0,001). A Tabela X mostra a correlação entre o grau histológico e os vários factores histoprognósticos.

Quadro X: Grau histológico e factores histoprognósticos

			Localização	Metástases	Revestimento perineural	Embolia vascular
Grau histológico	**P**	**<0,001**	0,16	0,12	0,14	0,46

111.10.2. Estadio do tumor e parâmetros histoprognósticos :

O estádio do tumor foi positivamente correlacionado com o tamanho do tumor, a presença de metástases e a presença de êmbolos vasculares, como se mostra na Tabela XI.

Tabela XI: Estadio do tumor e factores histoprognósticos

		Tamanho	Localização	Metástases	Revestimento perineural	Embolia vascular
Estádio tumorais	**P**	**0,012**	0,11	**<0,001**	[19] 0, 1	**0,04**

111.10.3. Grau e estádio do tumor :

Não encontrámos uma associação significativa entre o estádio clínico e o grau histológico p=0,22.

111.10.4. Tamanho do tumor e metástases :

Nos nossos doentes, o tamanho do tumor foi positivamente correlacionado com a presença de metástases. O tamanho do tumor maior ou igual a 30 mm foi mais associado a metástases (p=0,008).

111.10.5. Ki67 e tamanho do tumor :

O tamanho do tumor superior ou igual a 30 mm foi significativamente associado a um Ki67 elevado, superior a 10% (p=0,037).

IV DISCUSSÃO

As NETs digestivas são um grupo heterogéneo de tumores com caraterísticas histológicas e imunohistoquímicas indicativas de diferenciação endócrina [1].

Cinquenta e cinco pacientes com idade média de 43,4 anos seguidos por NETs digestivas foram identificados durante um período de 12 anos, de janeiro de 2005 a dezembro de 2016. Eram 29 mulheres e 26 homens. O tempo médio de seguimento foi de 51 meses. No final do estudo e de acordo com a história, exame físico e exames complementares, as NETs digestivas distribuíram-se da seguinte forma: apêndice 23 casos (41,8%), pâncreas 8 casos (14,5%), intestino enxertado 7 casos (12,7%), estômago 6 casos (10,9%), duodeno 3 casos (5,4%), cólon 1 caso (1,8%), reto 2 casos (3,6%), mesentério 2 casos (3,6%), localização hepática de origem desconhecida 3 casos (5,4%). A duração dos sintomas clínicos variou entre 3 dias e 18 meses, e variou consoante a localização, com um claro predomínio da dor abdominal (78,1%). Dois doentes apresentaram um síndroma de rubor. Os exames de extensão revelaram metástases hepáticas em 7 casos (12,7%): 3 metástases hepáticas de um primário desconhecido e 4 primários metastáticos para o fígado: 2 NETs da vesícula biliar, 1 NET rectal e 1 NET pancreático. O Octreoscanner® mostrou localizações neuroendócrinas distantes em 3 casos. Anatomopatologicamente, todos os tumores foram classificados de acordo com o grau da OMS 2010 e a classificação TNM da UICC/AJCC. O grau 1 predominou claramente: 54,5%. Dois doentes apresentavam carcinoma adeno-neuroendócrino misto, o que é uma entidade rara. O estádio 1 foi também o mais frequente: 56,3%. O tratamento cirúrgico foi indicado em 80% dos casos, tendo sido curativo em 67,2% dos casos. Registou-se progressão tumoral em dois casos, um dos quais foi tratado com análogos da somatostatina e o outro com quimioterapia adjuvante.

A sobrevivência média dos nossos doentes foi de 51 meses. Os factores que reduziram a sobrevivência nos nossos doentes foram: grau 3, Ki67 superior a 10%, tamanho do tumor superior a 3 cm, tumor pouco diferenciado e presença de metástases. O grau avançado do tumor (2 ou 3) foi significativamente associado à presença de metástases em todos os locais (p=0,007) e sem correlação significativa com a presença de metástases nos gânglios linfáticos (p=0,16). O tamanho do tumor, o valor Ki67 e o índice mitótico foram positivamente correlacionados com a presença de metástases (p=0,008, p=0,009, p=0,004, respetivamente).

> **Trabalhadores :**

1. Recrutámos os doentes de forma consecutiva num hospital universitário que drena uma região com uma grande população. Por conseguinte, a nossa amostra é representativa dos pacientes que consultam na Tunísia.
2. Este é o maior número de NETs digestivas recolhidas numa série tunisina.
3. Reunimos dois casos de NET mesentérica primária, que é uma entidade muito rara, se não excecional.
4. O nosso estudo de prognóstico revelou uma correlação positiva entre o grau do tumor, o estádio do tumor e os vários factores histopronósticos (tamanho, localização, presença de metástases), o que sublinha a importância de uma boa avaliação histológica inicial para uma melhor gestão terapêutica.

> **Limites do trabalho :**

1. O pequeno número de doentes em algumas zonas, como o duodeno ou o cólon.
2. O carácter retrospetivo do trabalho.
3. O elevado número de doentes que se perderam no seguimento dificultou uma análise precisa da sobrevivência.

IV.1 Epidemiológico :

IV.1.1. Frequência :

As NETs são tumores raros (1% de todos os tumores). Numa série tunisina publicada em 2016, foram identificados 36 casos de NETs digestivas entre 1660 tumores digestivos, com uma frequência de 2% [3].

A incidência de NETs está a aumentar, sendo de 2 a 3 por 100.000 pessoas por ano, com uma ligeira predominância de mulheres.

Num outro estudo epidemiológico efectuado na Áustria, a incidência de TNEs digestivas malignas foi de 0,8/100 000, mas a de todas as TNEs, benignas e malignas, foi de 2,51/100 000 nos homens e 2,36/100 000 nas mulheres [4].

De acordo com os dados do SEER (Programa de Vigilância, Epidemiologia e Resultados Finais) e do NRC (Registo Norueguês de Cancro), os tumores gástricos e rectais estão a tornar-se cada vez mais comuns, enquanto a incidência de TNE do apêndice está a diminuir [5, 6].

Outros estudos registaram um aumento desta incidência entre 1974 e 2004 de 2,1 para 9,3 novos casos por 100.000 habitantes por ano [7].

Em França, a incidência está a aumentar e provavelmente ultrapassa os 1.000 novos casos por ano [8]. A incidência de tumores neuroendócrinos apendiculares, cecais e pancreáticos aumentou por um fator de 2 entre 1975 e 2005. A incidência de TNEs do reto e da vesícula biliar aumentou por um fator de 4 durante o mesmo período, variando entre 0,9 e 1,3/100.000 doentes/ano [5, 6, 9]. Na nossa série, as NETs digestivas representaram 1,6% de todos os tumores digestivos.

IV.1.2. Sexo :

As NETs são mais raras antes dos 40 anos em ambos os sexos, e a sua incidência aumenta mais rapidamente nos homens do que nas mulheres. As NETs de enxerto são mais comuns nos homens [10].

Este facto não foi consistente com os resultados da nossa série, que mostrou uma ligeira predominância do sexo feminino (rácio entre sexos: 0,85).

IV.1.3. Idade :

A idade preferida é entre a quinta e a sexta década. A idade média é de 67 anos nos homens e 65 anos nas mulheres [8]. Noutro estudo italiano, a idade média foi de 51 anos [11]. Na nossa série, a idade média dos doentes foi de 43,3 anos.

IV.1.4 Epidemiologia por localização :

No caso das NET bem diferenciadas, a localização mais comum é o intestino enxertado, seguido do pâncreas. Em três estudos franceses, os tumores jejuno-ileais foram os mais comuns (21-43%), seguidos das TNE duodenopancreáticas (21-36%), das TNE gástricas (611%), das TNE do cólon e do reto (13-27%) e das TNE apendiculares (5-8%). Outras localizações: vesícula biliar, fígado, resófago, peritoneu, são excepcionais (<5%). Na nossa série, a localização apendicular foi a mais frequente em cerca de 41,8% dos casos, seguida da localização pancreática (14,5%) [8].

Noutro estudo multicêntrico austríaco, as localizações foram as seguintes: gástrica (23,4%), duodenal (5,7%), pancreática (11,9%), vesícula biliar (15,8%), apendicular (21,2%), colónica (7,2%) e rectal (14,8%) [12]. Numa série tunisina publicada em 2013, a localização do enxerto foi predominante em 30% dos casos [13].

emeA localização gástrica foi classificada como 3 na nossa série.

A Tabela XII compara os dados epidemiológicos do nosso estudo com três estudos prospectivos franceses publicados em 2010 e 2011 [8].

Quadro XII: Parâmetros epidemiológicos comparados com 3 estudos franceses

	FFCD- ANGH-GERCOR	Base de dados PRONET	Base GTE	O nosso estudo
Ano	2010	2011	2011	**2016**
Número de pacientes	668	778	2105	**55**
Rácio entre os sexos	1	1	0.9	**0,85**
Idade média ao diagnóstico	56	61	50	**43**
Duodeno/Pâncreas	32%	44%	49%	**20%**
Jejuno/ileão	43%	21%	27%	**12,7%**
Cólon/Reto	2%	13%	-	**5,4%**
Estômago	5%	11%	-	**10,9%**
Apêndice	3%	8%	-	**41,8%**
Desconhecido	11%	3%	24%	**5,4%**

(FFCD: Federation frangaise de cancerologie digestive, ANGH: Association des hepato-gastroenterologues des hopitaux generaux, GERCOR: Groupe cooperateur multidisciplinaire en oncologie, GTE: Groupe des tumeurs endocrines).

IV.2 Diagnóstico :

IV.2.1. Caraterísticas clínicas :

É feita uma distinção entre NETs funcionais e não funcionais, consoante os sintomas estejam ou não associados à secreção hormonal pelo tumor. A maior parte das NET digestivas são não funcionais.

Numa série prospetiva de 277 doentes com GEP NETs publicada por Martin B et al, a dor abdominal foi o principal sintoma em 29,5% dos casos, seguida de diarreia (8,7%) e perda de peso em 7,5% dos casos [12]. Na nossa série, a dor abdominal foi também o sintoma mais frequente (78,1%), tendo sido observada alteração do estado geral em 11,5% dos casos.

As NETs funcionais são reveladas por sintomas que dependem do tipo de hormona segregada, como mostra o quadro XIII [14] :

Tabela XIII: Apresentação clínica das NETs funcionais de acordo com a hormona segregada [14].

Tumor	Sintomas
Insulinoma	Confusão, suores, tonturas, astenia, perda de consciência, melhoria após uma refeição.
Gastrinoma	Ulceração péptica grave e diarreia, ou diarreia isolada
Glucagonoma	Eritema necrolítico migratório, perda de peso, diabetes, estomatite, diarreia
VIPome	Síndrome de Verner-Morrison com diarreia profusa e hipocalemia
Somatostatinoma	Colelitíase, perda de peso, diarreia e esteatorreia, diabetes
TNEs pancreáticas não sindrómicas	Sintomas associados ao efeito de massa pancreático ou a metástases hepáticas

Na nossa série, apenas uma NET tinha elevada probabilidade de ser funcional (gastrinoma).

Suspeitou-se de funcionalidade devido ao aspeto sugestivo no octreoscan e à presença de múltiplas ulcerações resofágicas, gástricas e duodenais na endoscopia digestiva alta.

IV.2.1.1. Síndrome carcinoide :

É observada em 20% das NETs ileais e juvenis bem diferenciadas, e mais frequentemente em casos de metástases hepáticas associadas.

Trata-se tipicamente de um rubor (eritema vasomotor paroxístico da face, do pescoço e da parte anterior do tórax), sem sudação associada em 70% dos casos [15], diarreia em 50% dos casos e dor abdominal intermitente em 40% dos casos. Os sintomas podem surgir espontaneamente, mas são frequentemente desencadeados por uma emoção, exercício físico, certos alimentos ou ingestão de álcool em 70% dos casos [16].

[ereme]Dois doentes da nossa série apresentaram síndrome de flush, 1 com NET apendicular e 2 com metástases hepáticas de origem desconhecida.

IV.2.1.2. Doenças cardíacas cancerígenas :

Está ligada ao espessamento fibroso do endocárdio do coração direito [17]. Manifesta-se por dano valvular na forma de insuficiência tricúspide, sendo responsável pela morte dos pacientes em 1/3 dos casos.

A ecografia cardíaca foi realizada em apenas 5 doentes e revelou sinais de insuficiência tricúspide num deles.

IV.2.2. Apresentação clínica por local :

IV. 2.2.1. NETs (Esofágicas :

A presença de um endobraquioesófago (EBO) associado é comum [18]. A disfagia ou os sintomas de refluxo gastro-esofágico são geralmente reveladores. Mais raramente, pode ocorrer uma complicação como a hemorragia digestiva.

Na nossa série, não foram registados casos de NET resofágica.

IV.2.2.2. NETs gástricas :

A apresentação clínica é muito variável e pode incluir dor abdominal, vómitos, hemorragia gastrointestinal superior ou síndrome carcinoide [19]. Na maioria dos casos, é descoberta incidentalmente durante a investigação de anemia. Na nossa série, o principal sinal de apresentação foi a dor abdominal em 80% dos casos.

IV. 2.2.3. Redes enxertadas :

Podem apresentar-se com dor abdominal ou complicar-se com obstrução intestinal que requer cirurgia urgente. No caso de tumores secretores, podem manifestar-se como uma síndrome carcinoide [20, 21]. Na nossa série, o tumor foi revelado por uma síndrome oclusiva em 2 casos.

IV.2.2.4. Redes pancreáticas :

Em cerca de metade dos casos, os sintomas são dominados pelo efeito de massa do tumor: dores abdominais, iterícia, etc. Os sintomas podem também estar associados à hipersecreção hormonal: hipoglicemia recorrente, níveis elevados de açúcar no sangue, úlceras gástricas ou duodenais múltiplas associadas ao gastrinoma, etc. [22, 23].

Na nossa série, o tumor foi revelado por uma massa epigástrica em 2 casos e por dor abdominal com alteração do estado geral em 6 casos (75%).

IV.2.2.5. Redes colónicas :

A localização cecal é a mais comum [24]. Os sintomas mais comuns são distúrbios de trânsito (especialmente diarreia), dor abdominal e, raramente, obstrução intestinal aguda. A síndrome carcinoide é rara nesta localização [25]. Na nossa série, o único caso de um tumor do cólon direito apresentava uma síndrome sub-oclusiva e anemia crónica. A sua localização era cecal, consistente com a literatura.

IV.2.2.6. Redes rectais :

Em cerca de 50% dos casos, o tumor é descoberto por acaso durante uma colonoscopia. Os movimentos intestinais e a síndrome rectal podem revelar estes tumores. A síndrome carcinoide é excecional. Num estudo americano de 85 doentes, o tumor era assintomático em 39% dos casos, 22% dos doentes tinham corrimento rectal e 8% tinham síndrome rectal [26].

Na nossa série, uma NET rectal foi revelada por dor anal e outra por corrimento rectal e anemia.

IV.3. Biologia :

Os parâmetros biológicos são utilizados para fins de diagnóstico e prognóstico. Os peptídeos bioactivos são segregados por tumores funcionais e não funcionais:

IV.3.1. Cromogranina A :

Níveis elevados de cromogranina A circulante são observados em 60-80% dos casos de NETs digestivas, tanto em tumores funcionais como não funcionais [27], e o seu nível pode estar correlacionado com o tamanho do tumor. Na nossa série, a cromogranina "A" foi medida em 5 doentes e estava elevada em 4 deles.

IV.3.2. Ácido 5-hidroxiindol acético urinário (5-HIAA) :

É um metabolito da serotonina excretado na urina. Tem uma sensibilidade de 50-70% para o diagnóstico de NETs intestinais e uma especificidade de 90-100%, especialmente em casos de metástases hepáticas ou de síndroma carcinoide. Tem valor prognóstico, uma vez que níveis elevados de 5-HIAA urinário estão associados a um prognóstico mais reservado; serve também como meio de monitorização pós-terapêutica. O 5-HIAA urinário foi medido num único doente com metástases hepáticas de um tumor primário não reconhecido e estava elevado a 38 vezes o valor normal.

IV.3.3. Hormonas específicas :

São responsáveis pelos sintomas clínicos dos tumores funcionais [28]. A Tabela XIV ilustra os marcadores hormonais específicos e os parâmetros biológicos das diferentes NETs funcionais [21] :

Tabela XIV: Síndromes hormonais e marcadores específicos de NETs funcionais [21].

Síndromes hormonais	Hormona/peptídeo	Manifestações biológicas
Síndrome carcinoide	Serotonina, Histamina, Dopamina, Prostaglandinas, Taquicininas	Elevação do 5 HIAA urinário
Insulinoma	Insulina	Hipoglicemia associada a concentrações sanguíneas elevadas de insulina, pró-insulina e péptido C
Síndrome de Zollinger-Ellison	Gastrina	Hipergastrinemia em jejum, fluxo ácido basal elevado, teste da secretina
VIPome (síndrome de Verner-Morrison)	VIP	Elevação do VIP plasmático, Hipocalemia, Hipocloridria, Acidose metabólica
Glucagonoma	Glucagon	Elevação do glucagon plasmático, Hiperglicemia, Anemia

IV.4 Endoscopia :

Os vários exames endoscópicos (endoscopia digestiva alta, colonoscopia) são utilizados para diagnosticar as NET gástricas e colorrectais e, raramente, as NET dos últimos apêndices ileais.

IV.4.1. EOGD :

É utilizado para diagnosticar as NET desde o resófago até ao ângulo de Treitz (esófago, estômago, duodeno). A imagem 14 mostra uma NET bulbar.

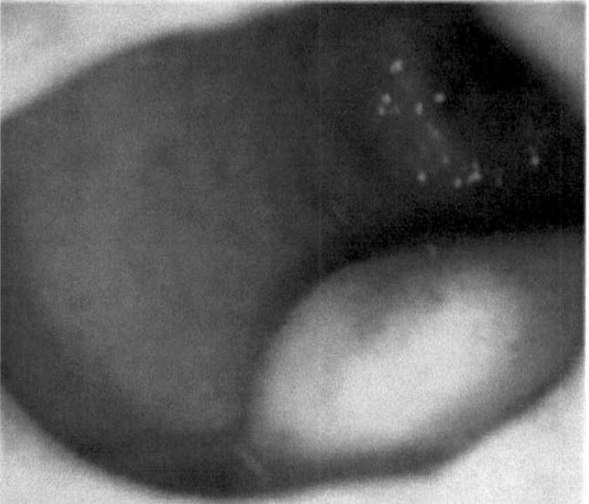

Imagem 14: NET bulbar endoscópica

No resófago, as NETs são mais frequentemente encontradas no terço inferior. emeA localização duodenal é rara; neste caso, os tumores são normalmente observados no bolbo, no duodeno ou na papila. Num estudo chinês que realça o valor da EOGD no diagnóstico de NETs do trato gastrointestinal superior, foram encontrados incidentalmente 13 casos de NETs: 1 caso de NETs resofágicas, 9 gástricas e 3 duodenais, com um aspeto polipoide ou submucoso [29]. Os achados endoscópicos da nossa série são consistentes com a literatura, uma vez que encontrámos um caso de localização ampular confirmada por ecoendoscopia e um caso de NET bulbar sob a forma de formações polipóides. As NETs gástricas eram polipóides em 4 dos 5 casos.

IV.4.2. Colonoscopia :

As TNE do intestino grosso são frequentemente de origem rectal. No entanto, a colonoscopia total está indicada quando associada ao adenocarcinoma do cólon, que pode representar até 20% dos casos. A rectosigmoidoscopia revela geralmente estes tumores como formações sésseis polipóides únicas, por vezes ulceradas [30]. A imagem 15 mostra um NET rectal na endoscopia.

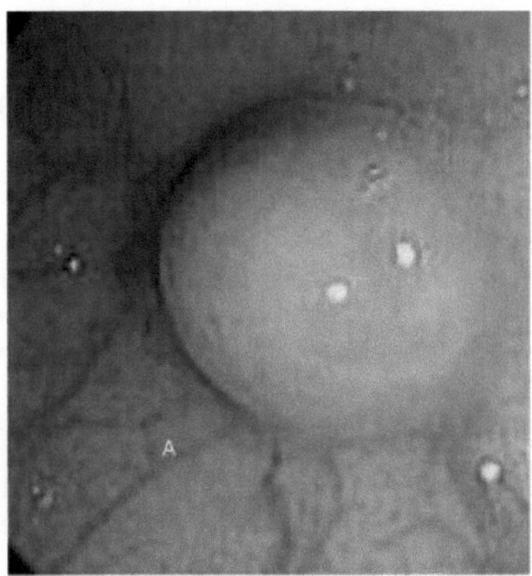

Imagem 15: Aspeto endoscópico de um NET rectal < 1 cm

Na nossa série, a ileocolonoscopia identificou tumores em 4 casos: um processo tumoral ulcerado no fundo cecal inferior, uma formação submucosa no reto médio, um pólipo séssil no reto médio e uma formação polipoide com 35 mm de diâmetro na última ansa do íleo.

IV.4.3. Videocápsula endoscópica :

Demonstrou ser eficaz no diagnóstico de NETs enxertadas [31, 32]. A sua sensibilidade varia de 42 a 76%. O risco de encarceramento limita as suas indicações, apesar da sua eficácia na deteção de NETs enxertadas.

No nosso trabalho, nenhum doente foi submetido a uma exploração por videocápsula.

IV.4.4 Ecoendoscopia :

A ecoendoscopia é um exame dependente do operador que continua a ser útil em pequenas TNE duodeno-pancreáticas (especialmente insulinomas e gastrinomas) com uma sensibilidade de 79 a 94%; a sensibilidade é melhor na cabeça do que na cauda do pâncreas [42]. Também pode ser utilizado para avaliar a invasão loco-regional do tumor.

Dois doentes com uma NET ampular e uma NET da cabeça do pâncreas foram explorados por ecoendoscopia na nossa série.

IV.5 Imagiologia :

O exame morfológico tem um triplo objetivo: diagnóstico, como parte do exame pré-terapêutico e monitorização pós-terapêutica. Este controlo é orientado pelas caraterísticas clino-biológicas do tumor primário.

A combinação da imagiologia convencional com a imagiologia funcional (octreoscan e PET scan) melhora a sensibilidade destes exames.

IV.5.1. Ecografia abdominal :

Continua a ser um teste essencial, dada a sua segurança e disponibilidade. A sua principal vantagem é a deteção de metástases hepáticas e pode ser utilizado para guiar biópsias de metástases quando o tumor primário é desconhecido. Os tumores podem assumir diferentes aspectos na ecografia: hipo ou hiperecogénicos, ou heterogénicos.

A sua sensibilidade é baixa para a deteção de NETs primárias, mas aumenta para 38% no caso de metástases hepáticas [33].

Na nossa série, a ecografia foi útil no diagnóstico de metástases hepáticas, tendo objetivado um fígado multinodular em 6 casos e permitido a biopsia das metástases hepáticas para confirmação do diagnóstico. Foi visualizada uma NET primária em 13 casos: 2 NETs pancreáticas, uma NET jejunal, 2 NETs mesentéricas, 1 NET sob a forma de nódulo na cavidade dorsal dos epiplons, 6 casos de NETs apendiculares e uma NET colónica.

IV.5.2. Tomografia computorizada :

A TC é um exame essencial para o diagnóstico das NETs gastroenteropancreáticas e das suas metástases, especialmente no fígado. A sua sensibilidade na deteção de tumores primários varia de 60 a 90%, dependendo do local [34].

O aspeto típico é de um tumor hipodenso que se torna hiperdenso após a injeção de meio de contraste, de acordo com a natureza hipervascular destes tumores. As caraterísticas menos típicas podem incluir calcificações nodulares, contraste heterogéneo e fibrose com retração do mesentério [35, 36].

No nosso estudo, foi efectuada uma TAC em cerca de metade dos casos. Identificou o tumor primário em 21 casos: 6 casos de NET do enxerto, 8 NET pancreáticas, 2 NET mesentéricas, dois tumores duodenais (ampola de Vater), uma NET colónica, uma NET rectal e uma NET gástrica. Foram observadas metástases hepáticas em 7 casos. Foi observada uma aparência típica em 12,7% dos nossos doentes.

IV.5.3 Imagem por ressonância magnética :

O desempenho diagnóstico da ressonância magnética (RM) é idêntico ou mesmo melhor do que o da TC em determinadas localizações, especialmente na vesícula biliar e no pâncreas [37-39]. A sua sensibilidade atinge 94% nas localizações pancreáticas, sendo inferior nas NET extra-pancreáticas [38, 40].

A RM é superior à TC na deteção de metástases hepáticas e ósseas.

Tipicamente, estes tumores têm um hipersinal em T1 e um hipersinal em T2 [41]. Eles são geralmente detectado na sequência com saturação de gordura T1, hipo-sinal em comparação com o parênquima circundante.

Na nossa série, a RMN adicional foi utilizada para apoiar o diagnóstico em 3 casos: 2 casos de NETs pancreáticas e 1 caso de NET enxertada com metástases hepáticas.

IV.5.4. Octreoscanner® :

A maioria dos NET bem diferenciados exprime receptores de somatostatina na sua superfície, que podem ser detectados pela ligação de um análogo radioativo com uma semi-vida mais longa do que a somatostatina: o lanreotido e o octreotido. De facto, a maioria dos tumores neuroendócrinos digestivos e pancreáticos e as suas metástases, com exceção do insulinoma, expressam estes receptores. Outros tumores que podem expressar RSS são os adenomas da hipófise, os paragangliomas, os feocromocitomas, os carcinomas pulmonares de pequenas células, o cancro medular da tiroide, os carcinomas da mama e os linfomas malignos.

O Octreoscanner® é atualmente recomendado para a avaliação da extensão de qualquer NET bem diferenciada. A sua sensibilidade varia de 57 a 93%, dependendo do tipo de tumor e da sua localização [43, 44], e é baixa para tumores com menos de 1 cm. As NET funcionais são mais bem detectadas do que os tumores não funcionais (taxa de deteção de 82% contra 73%). É muito menos sensível para as NET não diferenciadas [45, 46]. Este facto foi demonstrado por Malcolm H et al [47]. Num estudo americano publicado nos Annals of Surgical Oncology, a sensibilidade do octreoscanner® foi de cerca de 80% para as TNE de grau 1 e 2, sem diferença significativa em comparação com a FDG PET, que foi significativamente mais sensível do que o octreoscanner para as TNE de grau 3 [47].

Na nossa série, foi efectuado um octreoscanner® em 17 casos, tendo sido detectada uma localização remota em 4 casos.

IV.5.5. PET Scan :

Binderup et al demonstraram uma sensibilidade global da PET scan de cerca de 60% numa coorte de 96 doentes com TNE gastro-entero-pancreáticas [48]. É superior ao octreoscan no diagnóstico de TNE bem diferenciadas com Ki67 elevado (>10%). O FDG-TEP-Scan está, portanto, indicado se a cintigrafia de RSS for negativa ou se o Ki67 for superior a 10%, e como tratamento de primeira linha para o carcinoma neuroendócrino com um baixo grau de diferenciação [28].

A sua desvantagem é a sua disponibilidade limitada, mesmo nos países desenvolvidos [49].

Na nossa série, nenhum doente foi explorado por este exame.

IV.6 Anatomopatologia :

IV.6.1. Tipo de amostragem :

IV.6.1.1. Biópsias endoscópicas ou radiologicamente guiadas :

A sua localização na mucosa profunda e na submucosa, bem como o seu pequeno tamanho, tornam o diagnóstico das NETs em material de biopsia bastante difícil. De facto, este material pode não conter células suficientes para estabelecer o Ki67 ou o índice mitótico, levando a erros de diagnóstico.

Em uma série tunisiana publicada em 2013, o diagnóstico positivo foi estabelecido por biópsia em 15,6% [13]. Em uma série marroquina publicada em 2011, envolvendo 14 pacientes com TNEs digestivas, a biópsia guiada por ultrassom foi usada em 42,8% dos casos [50].

Na nossa série, a amostragem do tumor por biópsia endoscópica foi efectuada em 11 casos. Foi positiva em todos os casos.

A biopsia guiada por ultra-sons foi realizada em 4 casos (7,2%).

IV.6.1.2. Estudo anatomopatológico do bloco operatório :

No nosso estudo, 44 amostras de tumores foram obtidas a partir de peças de ressecção cirúrgica, quer num contexto de emergência (apendicectomia por síndrome apendicular, por exemplo), quer numa cirurgia programada com uma avaliação pré-terapêutica completa antes da cirurgia.

IV.6.2. Macroscopia :

A avaliação macroscópica do tumor revela a sua localização, tamanho, se é único ou múltiplo, o seu aspeto (sólido/cístico), a presença de necrose e o seu grau de invasão ou extensão.

O aspeto macroscópico depende do local e do grau do tumor.

IV.6.2.1. Redes pancreáticas :

No pâncreas, as NETs estão distribuídas em proporções iguais entre a cabeça, o corpo e a cauda.

Os glucagonomas, os vipomas e os insulinomas tendem a localizar-se no corpo ou na cauda do pâncreas, os gastrinomas e os tumores não funcionais mais frequentemente na cabeça e os somatostatinomas na zona periampular.

As NETs pancreáticas são geralmente únicas, exceto quando se desenvolvem como parte de uma doença genética (NEM1) [51].

Nos nossos doentes, o tumor era único em todos os casos. Registou-se uma localização pancreática cefálica em 4 casos e uma localização pancreática esquerda em 4 casos (50%).

IV.6.2.2. NETs gástricas :

Existem 4 tipos: NETs com células ECL1, 2 e 3 e tumores não ECL. O aspeto macroscópico varia consoante o tipo de tumor. As ECL1 e 2 são geralmente pequenas, polipóides e múltiplas. As NETs ECL3 e não ECL são únicas, maiores e invasivas [51].

Na nossa série, registaram-se 4 NETs gástricas do tipo 1 e uma única NET do tipo 2. Foram observadas formações polipóides múltiplas em 2 doentes.

IV.6.2.3. Redes duodenais :

A sua sede é frequentemente pequena e ampular. A OMS classifica as NET duodenais e ampulares na mesma categoria, mas numerosos estudos recentes demonstraram que estas duas entidades diferem histologicamente [52]: as NET ampulares são mais agressivas e expressam mais somatostatina. A neurofibromatose pode estar associada a 25% dos casos de NETs ampulares, mas é muito rara nas NETs duodenais [53]. Macroscopicamente, ocorrem mais frequentemente na primeira porção do duodeno (D1) e a sua frequência diminui com a distância a D1 [54]. Na nossa série, 3 doentes tinham uma localização duodenal: bulbar num caso e ampular em dois casos.

IV. 6.2.4. Redes gálicas:

São geralmente pequenos e múltiplos em 30% dos casos. Localizam-se normalmente no íleo terminal [9, 55].

Na nossa série, apenas um doente (1,8%) tinha uma localização dupla e apenas um doente (1,8%) tinha envolvimento do íleo terminal.

IV.6.2.5. Redes apendiculares :

Sempre de pequenas dimensões, estão frequentemente associadas a lesões de apendicite aguda ou de apendicite crónica obliterativa. Localizam-se mais frequentemente na extremidade [56]. Na nossa série, a NET estava localizada na ponta em 20 casos (87%), o que é consistente com a literatura.

IV.6.2.6. Redes colónicas :

Podem ser polipóides, cobertos por mucosa normal, infiltrativos ou mesmo circunferenciais e obstrutivos. Os tumores maiores podem ser ulcerados [24].

Na nossa série, o tumor do cólon encontrava-se à direita, com um aspeto ulcerobourgeo.

IV.6.2.7. Redes rectais :

Apresentam-se como pequenas lesões polipóides múltiplas, sésseis ou arredondadas [57]. Os nossos resultados para a localização rectal são semelhantes aos relatados na literatura relativamente ao aspeto macroscópico: um pólipo séssil num caso e uma formação submucosa não ulcerada no segundo caso.

IV.6.3. Microscopia :

Os NET-GEP têm uma arquitetura lobular ou trabecular, com um estroma que varia em abundância, mas é sempre hipervascularizado. As células tumorais endócrinas têm um aspeto muito estereotipado: são monomórficas e de tamanho médio, com um núcleo com cromatina fina numa posição central e citoplasma abundante com um limite claro.

IV. 6.3.1. Grau de diferenciação :

- **Redes diferenciadas :**

As NET bem diferenciadas têm caraterísticas histológicas e imuno-histoquímicas semelhantes às das células neuroendócrinas normais. As células são monomórficas, poligonais, de tamanho pequeno a médio, com citoplasma eosinofílico abundante e bordos nítidos. Os seus núcleos são regulares, arredondados ou ovóides, com cromatina aglomerada. O nucléolo é geralmente invisível. As atipias citonucleares não são muito marcadas.

A proliferação tumoral pode ter uma arquitetura variável: insular, trabecular ou acinar [58].

[2]O índice mitótico é um elemento essencial na classificação destes tumores e é estudado em pelo menos 50 campos de grande ampliação (2 mm de acordo com a OMS) e expresso em dez campos. O índice mitótico é inferior a 2 nas NETs G1 e entre 2 e 20 nas NETs G2.

Na nossa série, predominaram as NETs bem diferenciadas (92,7%).

- **Redes não muito diferenciadas:**

A arquitetura celular apresenta-se geralmente sob a forma de aglomerados ou lâminas, sendo por vezes trabecular ou em forma de roseta [59]. Dependendo do tamanho das células tumorais, distinguimos 2 tipos: tumores de células grandes e tumores de células pequenas. A atipia nuclear é comum e o índice mitótico é geralmente elevado. Os êmbolos vasculares e o revestimento são mais comuns do que nas NETs bem diferenciadas.

Na nossa série, foram observados 2 casos de NETs pouco diferentes: um NET colónico e um NET enxertado, ambos tumores de células grandes.

IV.6.3.2. Estudo imunohistoquímico :

- Marcadores de diferenciação :

São necessários dois marcadores para confirmar a natureza neuroendócrina de um tumor. A cromogranina A e a sinaptofisina são geralmente utilizadas por serem as mais específicas. Se um dos marcadores for negativo, é utilizado o CD56.

- Existem 4 tipos de marcadores:

-> Marcadores associados a grânulos secretores: cromograninas, um marcador altamente específico para células tumorais neuroendócrinas. O mais utilizado é a cromogranina A. Um estudo japonês publicado por Masayuki et al demonstrou o valor da cromogranina A no diagnóstico das TNE pancreáticas; este marcador era significativamente mais elevado nos doentes com TNE pancreáticas do que nos doentes com pancreatite crónica ou adenocarcinoma [60]. Os resultados da nossa série confirmam esta noção de especificidade, uma vez que 80% dos nossos doentes foram positivos para a cromogranina A e 87,5% das TNEs pancreáticas foram positivas para este marcador.

^ Marcadores associados às vesículas secretoras: especialmente a sinaptofisina, que é mais expressa em NETs de grau 2 e 3 do que em NETs G1, de acordo com dois estudos publicados por Al-Khafaji et al e Rindi et al [61, 62]. Na nossa série, este marcador foi positivo em 72,7% dos casos. Contrariamente à literatura, a sinaptofisina foi expressa tão frequentemente nas TNEs G1 como nas TNEs G2 e 3 (50%).

Marcadores citosólicos: NSE (Neuron Specific Enolase), não muito específico para células neuroendócrinas.

-> Marcadores membranares: o mais conhecido é o N-CAM (molécula de adesão das células neurais).

Na nossa série, o NSE e o N-CAM não foram utilizados em nenhum caso. A marcação positiva para CD56 e CK7 foi observada em 10 e 8 casos, respetivamente. Estes dois marcadores foram utilizados quando a marcação foi negativa para a cromogranina A (n=11) ou para a sinaptofisina (n=16).

- Índice de proliferação Ki67:

Este é um importante fator de prognóstico, particularmente desde 2006, quando a ENETS propôs a determinação de um grau histológico para os carcinomas endócrinos com base na combinação do índice mitótico e do índice de proliferação Ki-67 [63, 64]. Este é avaliado por imunohistoquímica utilizando o anticorpo MIB1 (que reconhece a proteína Ki-67 expressa pelas células tumorais), seguido de uma contagem de células marcadas por 2000 células nas áreas de maior densidade celular. Os tumores neuroendócrinos de grau 1 têm um índice de proliferação inferior a 3% e os NET de grau 3 têm um Ki-67 superior a 20%.

Na nossa série, o Ki-67 médio foi de 5% e excedeu 20% em 6 casos.

IV.6.3.3. Índice mitótico :

O índice mitótico é um fator de prognóstico fundamental na classificação da OMS de 2010. A sua principal limitação é a falta de reprodutibilidade. Depende da espessura das secções, da intensidade da coloração e do anticorpo utilizado. A sua determinação não requer nenhuma técnica específica, mas só pode ser aplicada a uma amostra de tamanho suficiente. A literatura é fragmentada no que respeita à complementaridade do Ki67 e do índice mitótico (IM) na determinação do grau tumoral. Um estudo publicado por Strosberg et al. mostrou uma boa correlação entre os dois índices [65], ao passo que MS Khan et al. sublinharam a superioridade do Ki67 como fator de prognóstico nas NET metastáticas [66].

Na nossa série, o IM médio foi de 3 mitoses por CFG. Houve uma boa correlação entre Ki67 e IM, consistente com os resultados de Strosberg et al.

IV.6.3.4 Grau histológico e classificações :

- QUE 2000/2010:

As NETs digestivas foram incluídas na classificação da Organização Mundial de Saúde (OMS) pela primeira vez em 2000. Esta classificação foi completada em 2004 com a do pâncreas.

Em 2010, a OMS actualizou esta classificação e introduziu várias alterações. A filosofia da nova classificação baseia-se em três eixos principais [67, 68]:

Uma distinção clara entre classificação histológica e estadiamento.

-> Sublinhar a existência de um risco de malignidade inerente a qualquer tumor neuroendócrino bem diferenciado.

A importância clínica da classificação histológica

A Tabela XV mostra a correspondência entre as classificações de NETs digestivas da OMS de 2000 e 2010 [69].

Tabela XV: Correspondência entre a classificação da OMS 2000 e a classificação da OMS 2010 dos tumores endócrinos digestivos.

OMS 2010	OMS 2000
Tumor neuroendócrino G1 Tumor neuroendócrino G2 Carcinoma neuroendócrino de células pequenas Carcinoma neuroendócrino de células grandes Carcinoma adeno-neuroendócrino misto	• Tumor endócrino bem diferenciado do comportamento benigno. • Tumor endócrino bem diferenciado de comportamento incerto com índice mitótico < 2 e Ki67 < ou igual a 2%. • Carcinoma endócrino bem diferenciado com índice mitótico < 2 e índice Ki67 < ou igual a 2%. • Tumor endócrino bem diferenciado de comportamento incerto com um índice mitótico entre 2 e 20 e/ou um índice Ki67 entre 3 e 20%. • Carcinoma endócrino bem diferenciado com um índice mitótico entre 2 e 20 e/ou um índice Ki67 entre 3 e 20%. • Carcinoma de pequenas células pouco diferenciado • Nenhuma categoria correspondente • Tumor misto

É de notar que uma nova classificação da OMS de 2017 para o pâncreas distinguiu dois subgrupos G3: G3 bem/moderadamente diferenciado e G3 pouco diferenciado. Esta classificação já substitui a classificação da OMS de 2010 para todos os outros locais do trato digestivo [70]. A tabela seguinte ilustra a classificação da OMS de 2017 e as diferenças em comparação com a classificação anterior (Tabela XVI).

Quadro XVI: Classificação da OMS de 2017 para as TNE pancreáticas

	OMS 2010	OMS 2017
G1	Tumor neuroendócrino	Tumor neuroendócrino

	bem/moderadamente diferenciado Ki67 0-2	bem/moderadamente diferenciado Ki67 0-2,99
G2	Tumor neuroendócrino bem/moderadamente diferenciado Ki67 2-20	Tumor neuroendócrino bem/moderadamente diferenciado Ki67 3-20
G3	Carcinoma neuroendócrino pouco diferenciado	- **Tumor neuroendócrino bem/moderadamente diferenciado G3** - Carcinoma neuroendócrino pouco diferenciado G3
Tumor misto	MANEC: Carcinoma adenoneuroendócrino misto	MiNEN: Neoplasia mista endócrina e não endócrina

Juha Jernman et al, num estudo publicado em 2012, demonstraram a contribuição da classificação da OMS de 2010 em comparação com a de 2000 na avaliação do potencial maligno das NETs rectais metastáticas: 5 NETs rectais foram classificadas como malignas de baixo grau de acordo com a classificação da OMS de 2000 e G2 de acordo com a de 2010; apenas as NETs de grau 2 e 3 eram metastáticas (p<0,001) [71]. Na nossa série, das 10 NETs metastáticas, 2 foram classificadas como grau 1 de acordo com a classificação da OMS de 2010. Um estudo de correlação entre o grau da OMS e a presença de metástases mostrou uma correlação não significativa (p = 0,12).

- Classificação TNM e estádio clínico :

Esta classificação foi concebida sob a égide da TENETS e foi publicada pela primeira vez em 2006, tendo sido completada em 2007 para os tumores do intestino médio e grosso. Em 2009, surgiu uma classificação TNM [72], proposta oficialmente pela UICC (União Internacional contra o Cancro), que depende do local do tumor.

A OMS recomenda atualmente a classificação proposta pela UICC/AJCC.

Em 2012, a UK and Ireland Neuroendocrine Tumor Society (UKI NETS) recomendou a 7.ª edição da AJCC ou a classificação ENETS específica do local do tumor para o estômago, o pâncreas e o apêndice [14]. me Na nossa série, os casos foram classificados de acordo com a 7^ edição da TNM. Esta classificação foi actualizada em 2017 [70] (Apêndice 4).

A Figura 17 mostra as diferentes classificações e quando foram criadas.

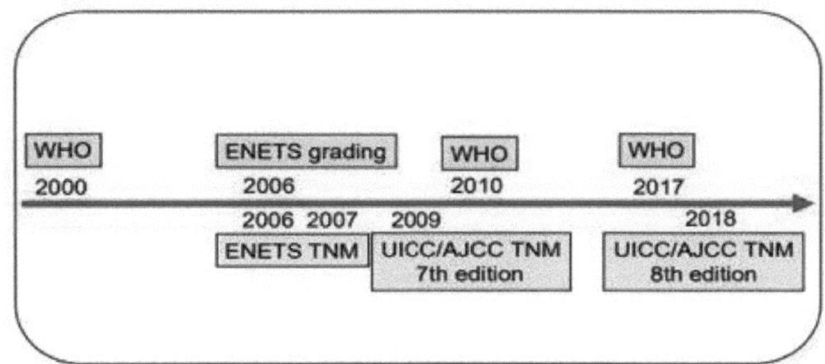

Figura 17: História recente e futuro das classificações da NET digestiva

As NETs gástricas são mais frequentemente localizadas no momento do diagnóstico [4].

As NETs pancreáticas são mais frequentemente metastáticas aquando do diagnóstico, com o estádio 4 observado em mais de 40% dos casos em algumas séries [73]. Num estudo chinês recente publicado por Min Yang et al, foram incluídos 145 doentes com TNEs pancreáticas, com os seguintes estádios: estádio I: 57,9%, estádio II: 26,2%, estádio III: 8,2%, estádio IV: 7,7% [74]. Na nossa série, o estádio IV foi observado em apenas um caso (12,5%).

O estádio IV é observado em 50 a 77% dos casos de NETs de enxerto e as metástases são frequentes. As TNE do apêndice encontram-se mais frequentemente em estádio I ou II aquando do diagnóstico. Em um estudo publicado por Paula B et al, envolvendo 93 pacientes, as NETs intestinais (incluindo as NETs apendiculares) foram divididas em: estágio I: 8,6%, estágio II: 8,6%, estágio III: 39,8% e estágio IV: 43% [75]. Na nossa série, 2 NETs enxertadas estavam no estágio IV (28,5%).

Os NETs do cólon encontram-se no estádio IV aquando do diagnóstico em cerca de 40% dos casos. Os NETs rectais encontram-se frequentemente no estádio I aquando do diagnóstico. Num estudo Core de 514 NETs do cólon (n=14) e do reto (n=500), os tumores foram divididos em: estádio I: 93,8%, estádio II: 0,9%, estádio III: 4,8% e estádio IV: 0,5% [76]. Na nossa série, a NET do cólon foi classificada como estádio III e a NET do reto como estádios II e IV, o que é inconsistente com a literatura. A Tabela XVII mostra a distribuição dos estádios TNM de acordo com o local em diferentes estudos.

Quadro XVII: Distribuição dos estádios TNM por local

Localização	Série	Número de casos	Fase I	Estádio II	Fase III	Fase IV
Grele + Apêndice	Paula B et al [75]	93	8.6%	8.6%	39.8%	43%
	A nossa série	**29**	**75,8%**	**13,7%**	**3,4%**	**7,1%**
Cólon + Rectum	Sociedade Coreana de Coloproctologia [76]	514	93.8%	0.9%	4.8%	0.5%
	A nossa série	**3**	**0%**	**33%**	**33%**	**33%**
Pâncreas	Min Yang et al [74]	145	57.9%	26.2%	8.2%	7.7%
	A nossa série	**8**	**37,5%**	**50%**	**0%**	**12,5%**

IV.7. Controlo terapêutico :

A abordagem terapêutica depende principalmente da natureza histológica do tumor e do tipo de secreção hormonal.

Os NETs diferenciados são sujeitos a vigilância, cirurgia ou quimioterapia sistémica.

Os carcinomas neuroendócrinos são geralmente tratados com quimioterapia e têm um prognóstico favorável.

IV.7.1. Tratamento médico :

IV.7.1.1 Tratamento sintomático :

O tratamento dos sintomas associados à secreção tumoral é essencial. Depende do tipo de secreção tumoral.

Os IBP estão indicados nos casos de síndroma de Zollinger-Ellison. A dose inicial é de 60mg/d. Três doentes da nossa série começaram a tomar IBP e os seus sintomas melhoraram.

Diazóxido: O diazóxido está indicado no insulinoma com uma eficácia de cerca de 50% [77]. Trinta a cinquenta por cento dos doentes com insulinoma podem melhorar com o diazóxido, mas este deve ser rigorosamente monitorizado, uma vez que o tratamento pode agravar a doença. Nenhum dos nossos doentes foi submetido a este tratamento.

Análogos da somatostatina: indicados na síndrome carcinoide, glucagonoma sintomático e VIPoma.

De facto, a somatostatina é uma hormona natural presente nas células endócrinas do trato gastrointestinal e nas células D dos ilhéus pancreáticos.

Reduz a concentração sérica de numerosos péptidos intestinais (insulina, glucagon, gastrina, etc.) e inibe a resposta fisiológica pós-prandial a estes péptidos. A sua semi-vida é de apenas alguns minutos, o que limita a sua utilização terapêutica. Foram desenvolvidos análogos com uma elevada afinidade pelos receptores sst2 e sst5 (octreotido: Sandostatin®, Lanreotido: Somatuline®). As formas de ação retardada destes análogos têm a vantagem de necessitarem apenas de uma injeção mensal ou quinzenal, o que melhora a adesão, o conforto e a qualidade de vida dos doentes em tratamento. Um estudo prospetivo recente (PROMID) demonstrou a eficácia da Sandostatin LAR na NET metastática do intestino médio com uma sobrevivência livre de progressão (PFS) de 1,3 meses em comparação com 6 meses no grupo placebo [78]. Na nossa série, 6 pacientes com metástases hepáticas e linfonodais foram tratados com análogos da somatostatina. A PFS foi de 8,16 meses (em comparação com 14 meses na literatura).

IV.7.1.2 Interferão :

Esta molécula tem um duplo efeito: anti-secretor e anti-tumoral. É utilizada no tratamento de NETs funcionais e não funcionais, com ou sem análogos da somatostatina que podem ser combinados para aumentar o efeito anti-tumoral [79]. Num único estudo, foi observado um aumento da taxa de sobrevivência a 5 anos com interferão e octreótido em comparação com o interferão isolado (57% versus 37%) [80]. A dose recomendada é de 3 a 5 MIU, 3 a 5 dias por semana, por via subcutânea. A melhoria dos sintomas pode ser observada em 40-60% dos casos, com redução do tumor em 10-15% dos doentes.

O interferão demonstrou ser mais eficaz em tumores com um índice mitótico baixo [81]. [me]É utilizado como terapêutica de segunda linha quando outros tratamentos médicos falharam. Na nossa série, nenhum doente recebeu interferão.

IV.7.1.3. Terapias direcionadas :

Recentemente, foram propostas novas opções terapêuticas, nomeadamente o sunitinib e o everolimus.

- **Sunitinib**

O sunitinib é um inibidor do recetor da tirosina quinase com atividade antitumoral e anti-angiogénica. Está indicado nos tumores neuroendócrinos localmente avançados ou metastáticos. Um estudo publicado por Raymond et al avaliou a eficácia do sunitinib em doentes com TNEs pancreáticas bem diferenciadas que tinham progredido de acordo com os critérios RECIST nos 12 meses anteriores. Os autores compararam dois grupos de doentes: um com sunitinib e outro com placebo. Ambos os grupos foram tratados concomitantemente com análogos da somatostatina. A sobrevivência livre de progressão (PFS) foi significativamente melhor no braço do sunitinib (11,1 meses versus 5,5 meses) [82]. Na nossa série, nenhum doente recebeu este tratamento.

- **Everolimus :**

É um inibidor do mTOR (mammalian Target Of Rapamycin), que está envolvido na proliferação celular e na angiogénese. Um estudo multicêntrico aleatório (RADIANT II) comparou o Everolimus 10 mg/d com um placebo combinado com octreotido LP 30 mg de 4 em 4 semanas. A sobrevivência livre de progressão foi melhor no braço do Everolimus, com uma diferença significativa (16,4 versus 11,3 meses) [83]. Nenhum dos doentes da nossa série recebeu Everolimus.

- **Bevacizumab :**

O bevacizumab é um anticorpo monoclonal IgG1 que se liga ao VEGF (fator de crescimento endotelial vascular) e tem um efeito anti-angiogénico. Um estudo francês de fase 2

(BETTER) avaliou o lugar de uma combinação de quimioterapia e Bevacizumab no tratamento de tumores neuroendócrinos digestivos diferenciados avançados e progressivos. O controlo tumoral foi obtido em 87% dos casos para os tumores do aparelho digestivo e em 100% para as NET duodeno-pancreáticas [84]. Nenhum dos doentes da nossa série recebeu este tratamento.

IV.7.1.4. Quimioterapia sistémica :

A quimioterapia é o tratamento de referência se o objetivo principal for a redução do tumor. Está indicado nas NETs G3 não ressecáveis, nas NETs pancreáticas progressivas não ressecáveis e nas NETs gastro-duodeno-pancreáticas metastáticas. Para as TNE pancreáticas, o tratamento baseia-se em regimes que incluem estreptozotocina + doxorrubicina ou estreptozotocina + 5 FU, com uma taxa de resposta objetiva de 40-70% e uma sobrevivência global mediana de mais de 2 anos [85]. Num estudo aleatório de fase 3, Dahan et al compararam a eficácia de Streptozotocin-5FU versus Interferon em 64 doentes com NETs digestivas não pancreáticas, e os dois grupos foram comparáveis em termos de sobrevivência global (OS) e sobrevivência livre de progressão (PFS) [86]. Na nossa série, a quimioterapia foi indicada em 6 casos. A sobrevida livre de progressão em nossos pacientes foi de 10,6 meses.

[re]O Quadro XVIII e os diagramas 1 e 2 ilustram as utilizações recomendadas dos vários fármacos antitumorais na NET avançada em P [87].

Quadro XVIII: Indicações para análogos da somatostatina, terapias-alvo e quimioterapia (CT) em TNEs pancreáticas localmente avançadas ou metastáticas

Medicamentos	Grau	Localização do primitivo	Estado do SSTR	Considerações e indicações especiais
Octreotido	G1	Intestino médio	+	Baixa carga tumoral
Lanreotido	**G1/G2**	Intestino médio, **pâncreas**	+	Carga tumoral elevada (>25%) e carga tumoral baixa no fígado
STZ/5-FU	G1/G2	Pâncreas		Progressão rápida (<6 meses) ou carga tumoral elevada ou sintomática
TEM/CAP	G2	Pâncreas		Progressão rápida ou carga tumoral elevada ou sintomática; quando a STZ é contra-indicada ou não está disponível
Everolimus	G1/G2	Pâncreas Intestino médio		Carcinoide atípico e/ou SSTR negativo;
				insulinoma ou contraindicação para TC se o SSTR for negativo
Sunitinib	G1/G2	Pâncreas		Contraindicação para TC
Cisplatina/Etoposido	G3	Todos os locais combinados		Todos os CNE são ligeiramente diferentes

(STZ: Estreptozotocina, 5-FU: 5 Fluo uracilo, TEM/CAP: Temozolomida-Capecitabina, CT: Quimioterapia, SSTR: Recetor de Somatostatina, CNE: Carcinoma Neuroendócrino)

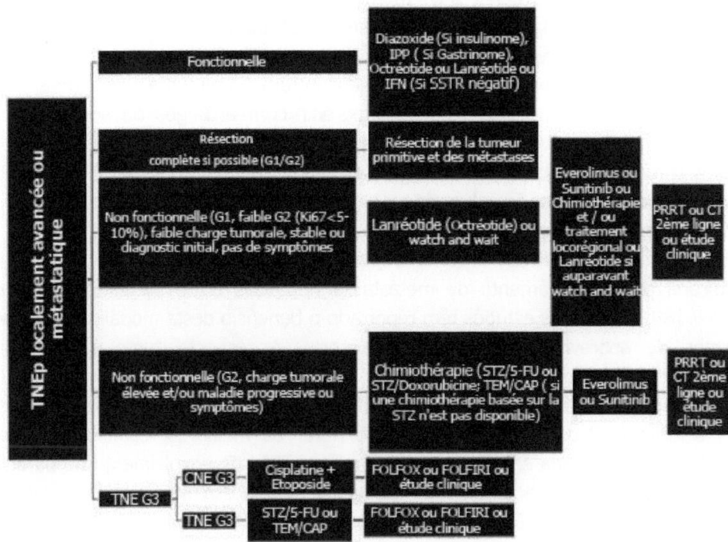

Esquema 1: Tratamento das TNEs pancreáticas localmente avançadas ou metastáticas (independentemente da localização secundária) (: Progressão do tumor) [87]

(IFN: Interferão, SSTR: Recetor de Somatostatina, STZ: Estreptozotocina, 5-FU: 5 Fluo uracilo, TEM/CAP: Temozolomida-Capecitabina, PRRT: Terapia com Radionuclídeos de Receptores Peptídicos)

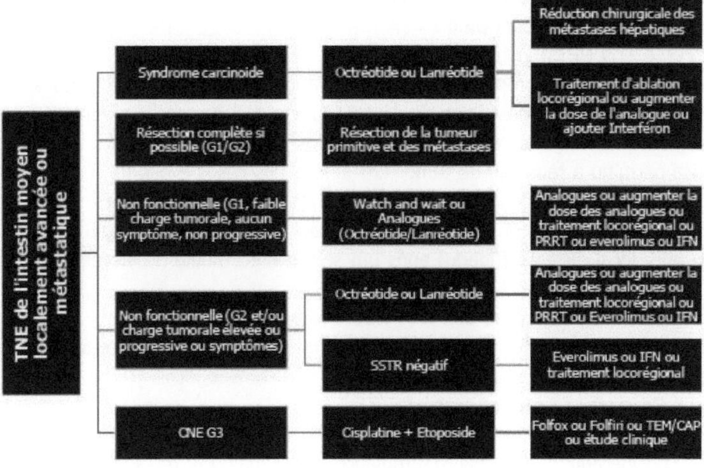

Esquema 2: Tratamento de TNEs localmente avançadas ou metastáticas do intestino enxertado (intestino médio) (independentemente da localização secundária) (: síndrome carcinoide
refratário; : Progressão do tumor)

(SSTR: Recetor de Somatostatina, IFN: Interferão, PRRT: Terapia com Radionuclídeos de Receptores Peptídicos, TEM/CAP: Temozolomida-Capecitabina)

IV.7.2. Terapias nucleares orientadas :

As TNE em doentes inoperáveis que se encontram localmente avançadas ou que permanecem sintomáticas e que estão a progredir com análogos da somatostatina ou quimioterapia constituem uma boa indicação para a terapia nuclear orientada. Não foram efectuados estudos controlados e aleatórios para avaliar estas terapias nas TNE digestivas. Nenhum dos nossos doentes foi submetido a uma terapia nuclear direcionada.

IV.7.3. Tratamento radiológico

IV.7.3.1. Quimioembolização arterial hepática :

Está indicada para o tratamento de metástases hepáticas G1 e G2 sintomáticas e não ressecáveis [88, 89]. Vários estudos têm reportado o benefício desta modalidade terapêutica em termos de sobrevivência e controlo tumoral. A resposta tumoral é obtida em aproximadamente 50% dos casos [90, 91].

A mortalidade aos 30 dias pós-embolização varia entre 1,9% e 9,3% [14], daí a importância de uma seleção cuidadosa dos doentes para obter os melhores resultados. A taxa de mortalidade é mais elevada em doentes com mais de 75% de envolvimento do parênquima hepático, trombose portal e cardiopatia carcinoide. Na nossa série, nenhum doente foi submetido a quimioembolização.

IV.7.3.2. Radiofrequência :

É geralmente indicada para metástases hepáticas até 3 cm de dimensão. Pode ser combinada com tratamento cirúrgico, especialmente para metástases com mais de 3 cm de diâmetro. Nenhum dos nossos doentes foi tratado com radiofrequência.

IV.7.4. Radioterapia externa :

As NETs digestivas têm sido frequentemente consideradas radio-resistentes, mas a radioterapia pode ser eficaz para fins analgésicos nas metástases ósseas e pode mesmo reduzir as metástases hepáticas e cerebrais [92].

IV.7.5. Tratamento endoscópico :

Tem interesse nos NETs gástricos (Tipo 1 e 2) e rectais cujo tamanho não exceda 2 cm. Nestes casos, pode ser proposta a polipectomia ou a mucosectomia. Onozato Y et al avaliaram o tratamento endoscópico de 40 NETs rectais; a ressecção completa da NET por polipectomia foi conseguida em apenas 20% dos casos, ao passo que a dissecção da submucosa permitiu a remoção do tumor em 77,8% dos casos e não foi registada qualquer recorrência local ou à distância [93]. Na nossa série, duas NETs foram tratadas endoscopicamente: uma NET rectal com ressecção incompleta que exigiu cirurgia. A NET recidivou num local distante (fígado) após um seguimento médio de 48 meses; e uma NET gástrica em gastrite atrófica.

IV.7.6. Tratamento cirúrgico das NET não-metastáticas :

A cirurgia é o tratamento preferido sempre que possível. O procedimento cirúrgico dependerá da localização do tumor e da avaliação da extensão local.

IV .7.6.1 Preparação pré-operatória :

Quando é planeada uma cirurgia de grande porte em doentes com síndrome carcinoide, deve ser considerado o tratamento profilático com análogos da somatostatina. A dose recomendada de octreotida é de 50 microgramas/hora por via intravenosa, iniciada 12 horas antes da cirurgia e continuada até 24 a 48 horas após a cirurgia [94, 95].

Qualquer medicamento que estimule a secreção de histamina deve ser evitado no período peri-operatório [96].

V V.7.62. Redes gástricas :

A abordagem cirúrgica depende do tipo de tumor.

As NET de tipo 1 e 2 com mais de 1 cm, sem invasão da musculatura ou metástases linfonodais, são tratadas endoscopicamente por mucosectomia. Em caso de invasão da muscular ou de metástases linfonodais, está indicada a cirurgia de ressecção do tumor ou a antrectomia. Em casos excepcionais, pode ser efectuada uma gastrectomia total. Para as NETs esporádicas (tipo 3), recomenda-se a cirurgia carcinológica do tipo adenocarcinoma [97].

Na nossa série, um NET gástrico foi ressecado cirurgicamente. Tratava-se de um carcinoma adenoneuroendócrino misto.

VI .7.6.3. NETs duodeno-pancreáticas :

Constituem um grupo específico de tumores cujo tratamento dependerá da localização do tumor e do estado do doente e, sobretudo, da existência ou não de NME1 [98, 99].

- **Na ausência de NME1 :**

O tratamento cirúrgico está indicado mesmo que o tumor esteja localmente avançado, exceto se existir um risco elevado de mortalidade pós-operatória.

Os insulinomas podem ser tratados por enucleação, desde que o exame patológico confirme a exérese completa da lesão e a sua benignidade [100].

Os tumores G1 não nucleares com menos de 2 cm de dimensão localizados na cabeça do pâncreas podem ser monitorizados através de RMN ou TC.

- **Na presença de NME1 :**

Neste caso, devem ser operados os tumores com mais de 2 cm e que estejam a aumentar de tamanho, na presença de adenopatia, e os tumores funcionais (insulinoma, glucagonoma, Vipoma) [101].

Para as TNE pancreáticas indiferenciadas, a cirurgia só está indicada para fins curativos [102]. Uma série retrospetiva de 108 doentes com TNE pancreática com NEM1 concluiu que as taxas de sobrevivência eram comparáveis entre os doentes tratados cirurgicamente e os não tratados [103].

Na nossa série, 8 doentes (2 NETs ampulares e 6 pancreáticas) foram submetidos a tratamento cirúrgico: 4 casos de CPP e 4 pancreatectomias caudais.

IV.7.6.4. Redes gaulesas :

A ressecção cirúrgica destes tumores está indicada especialmente nos casos de mesenterite retrátil, que é comum nesta doença. Mesmo que haja metástases hepáticas, a ressecção do sítio primário está indicada, para evitar complicações como oclusão ou hemorragia [102].

Todo o enxerto deve ser explorado, pois estes tumores são múltiplos em 20-30% dos casos.

Na nossa série, os 7 casos de NET enxertada foram ressecados cirurgicamente, dois dos quais tinham metástases hepáticas.

IV.7.6.5. Redes apendiculares :

São geralmente operados como medida de emergência em caso de síndroma apendicular.

Para NETs < 1 cm de tamanho, a apendicectomia é suficiente. Em um estudo publicado em 2014, Sarra E Murray et al concluíram que não houve recorrência regional ou distante de NET apendicular < 1 cm tratada com apendicectomia simples [104]. Isso é consistente com os dados de outros estudos [105, 106] e com a nossa série, onde nenhum dos 17 pacientes com NET < 1 cm (73,9%) recidivou após um acompanhamento médio de 52,5 meses.

A hemicolectomia direita está indicada se o tamanho for superior a 2 cm ou em casos de carcinoide de células caliciformes [107-109].

Se o tamanho do tumor estiver entre 1 e 2 cm, a hemicolectomia direita está indicada na

presença de um destes factores [110, 111]:
-Localização na base do apêndice
-Invasão do meso-apêndice de mais de 3 mm
-Atipia celular
-Embolia venosa ou linfática
-Carcinomas neuroendócrinos.

IV.7.6.6. Redes colónicas :

Está indicada a colectomia por adenocarcinoma com dissecção de gânglios linfáticos.

A cirurgia está indicada mesmo em casos de invasão local ou metástases, dado o risco de complicações como oclusão ou hemorragia [112]. Na nossa série, a única NET colónica foi tratada por hemicolectomia direita com uma sobrevivência livre de recorrência de 3 meses.

IV.7.6.7. Redes rectais :

O tratamento é orientado pelo tamanho do tumor, pela invasão profunda avaliada por ecografia endoscópica, pelo grau de diferenciação e pelo índice mitótico.

As lesões G1 com diâmetro não superior a 1 cm são tratadas por ressecção endoscópica ou transanal na ausência de invasão vascular ou muscular.

Para tumores com mais de 2 cm, é recomendada uma cirurgia carcinológica radical (adenocarcinoma).

Para tumores entre 1 e 2 cm de tamanho, recomenda-se a ressecção transanal ou a cirurgia radical, dependendo da extensão dos gânglios linfáticos, da invasão vascular e do grau do tumor (G1 ou G2). De acordo com Park et al, o tamanho preditivo para a presença de metástases foi superior a 1,4 cm [113]. Moore et al avaliaram os resultados do tratamento endoscópico e cirúrgico da NET rectal numa série retrospetiva de 37 doentes. Dos 35 pacientes (94,5%) com tumores menores que 1 cm tratados endoscopicamente (polipectomia ou mucosectomia), 2 recidivaram (5,7%) [114].

[eme]Na nossa série, um caso de uma NET polipoide de 12 mm foi tratado por polipectomia com exérese incompleta, necessitando de uma ressecção anterior adicional, e um caso de uma NET médio-rectal foi tratado por ressecção anterior.

IV.7.7. Tratamento de metástases hepáticas bem diferenciadas :

IV.7.7.1. Rësëcables :

A ressecção cirúrgica das metástases ou a destruição do tumor associada à ressecção do tumor primário devem ser sempre discutidas [115]. Infelizmente, o tratamento radical só é possível em menos de 10% dos doentes [116]. A taxa de sobrevivência a 5 anos após a ressecção do tumor primário e das metástases pode atingir 74%, com uma taxa de mortalidade pós-operatória de 6% [117, 118]. O diagrama 3 ilustra as diferentes abordagens terapêuticas para metástases hepáticas ressecáveis e bem diferenciadas [70].

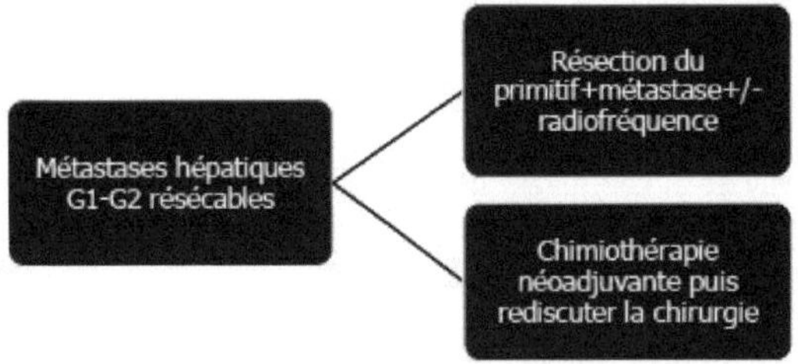

Diagrama 3: Opções terapêuticas para metástases hepáticas G1-G2 ressecáveis.

IV.7.7.2. Não ressecáveis :

O tratamento depende da localização do tumor primário e das caraterísticas histológicas do tumor (Ki67, tamanho do tumor, etc.). Podem ser propostas várias modalidades terapêuticas: análogos da somatostatina, quimioterapia, terapia dirigida, quimioembolização ou radioterapia. Os diagramas 4 e 5 mostram as diferentes opções terapêuticas no caso de metástases hepáticas não ressecáveis bem diferenciadas de origem duodeno-pancreática ou de enxerto [70] :

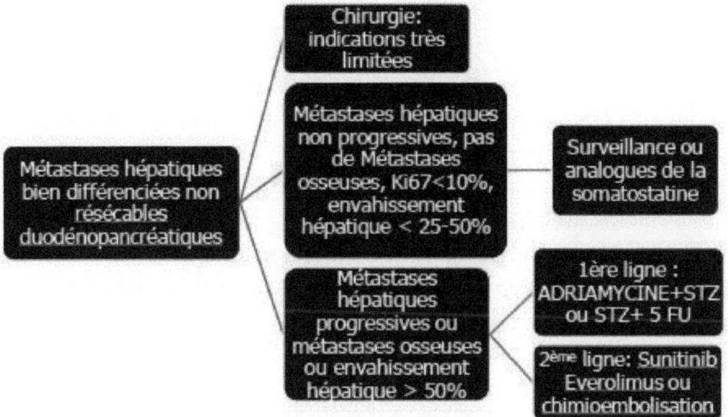

Diagrama 4: Tratamento de metástases hepáticas duodenopancreáticas bem diferenciadas e não ressecáveis [70].

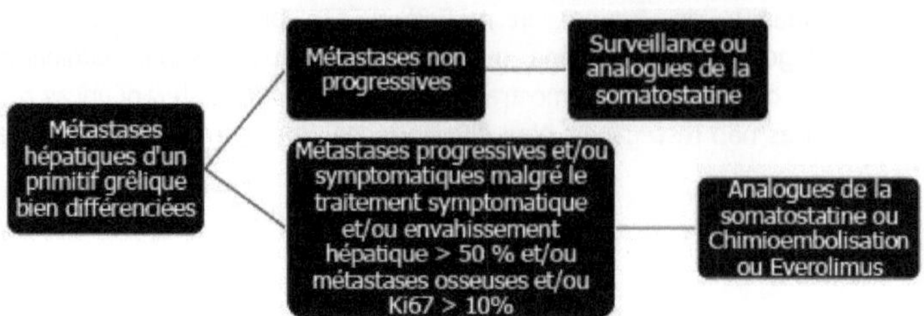

Diagrama 5: Tratamento de metástases hepáticas não ressecáveis de um enxerto ou de outro local primário (não pancreático)

Na nossa série, as metástases hepáticas não eram ressecáveis em nenhum caso. Foi indicado o tratamento com análogos da somatostatina ou quimioterapia.

O diagrama 6 ilustra o algoritmo terapêutico para a NET digestiva metastática, independentemente do local do tumor primário [70].

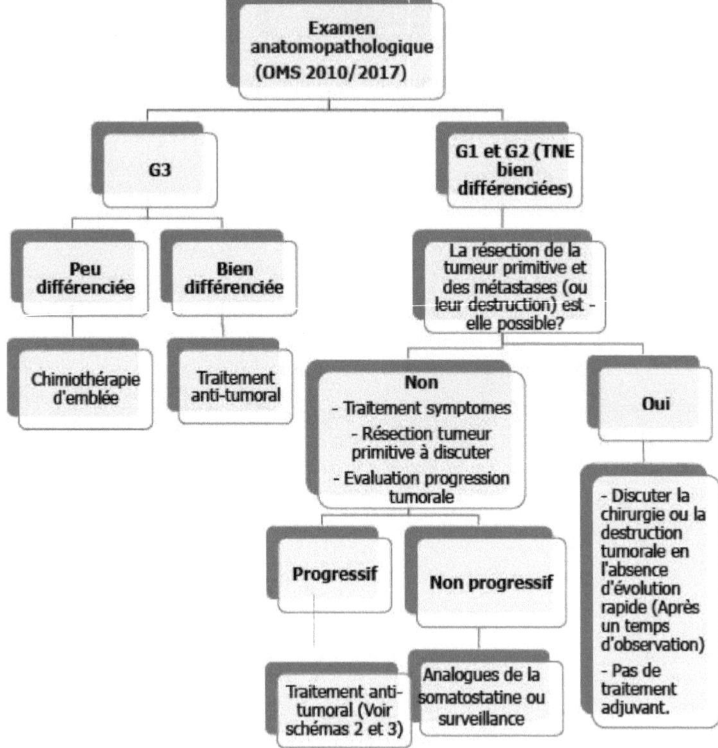

Esquema 6: Tratamento da NET digestiva metastática, independentemente do local do tumor primário [70].

IV.7.7.3. Transplante de fígado (TH) :

Se todos os tratamentos anteriores falharem, a TH deve ser considerada [119]. A sobrevida livre de recidiva em 1 ano após a TH pode chegar a 77% [120]. Uma série francesa multicêntrica de 85 pacientes submetidos à TH para NET concluiu que a taxa de sobrevida livre de recorrência em 5 anos foi de 20% [121].

Para obter melhores resultados, é necessário cumprir uma série de critérios (ENETS 2012):

- Um índice Ki-67 baixo (<10%).
- A ausência de lesões extra-hepáticas.
- O tumor primário é ressecado ou ressecável.
- O doente deve manter-se estável durante, pelo menos, 6 meses antes do transplante.
- Menos de 55 anos.
- As metástases ocupam menos de 50% do fígado.

Nenhum dos nossos doentes foi submetido a TH para metástases hepáticas.

IV.7.8. Controlo pós-terapêutico :

A vigilância das NETs digestivas depende de três factores: o grau de diferenciação, a extensão do tumor à distância e o tipo de tratamento inicialmente instituído.

IV. 7.8.1. Situações que não requerem controlo :

NETs rectais: G1 bem diferenciados, com menos de 10 mm de tamanho, sem envolvimento muscular, sem êmbolos venosos ou linfáticos, sem metástases nos gânglios linfáticos e completamente ressecados.

NETs do apêndice: bem diferenciadas, G1, < 2 cm, base não afetada pelo tumor, sem metástases linfáticas no meso-apêndice, sem êmbolos venosos ou linfáticos, sem invasão do meso-apêndice superior a 3 mm e de natureza não adenocarcinóide.

IV.7.8.2. Na ausência de metástases hepáticas :

- **Redes bem diferenciadas:**

O controlo deve ser prolongado, pelo menos durante 10 anos.

Os intervalos de vigilância devem ser modulados de acordo com os factores de prognóstico (grau, estádio, volume do tumor, ressecção R0 ou R1). Após a cirurgia R0, a imagiologia convencional (ecografia, TC ou RMN) e um octreoscan devem ser repetidos no prazo de 3 a 6 meses se inicialmente mostrarem lesões, depois a imagiologia a cada 6 a 12 meses durante 5 anos, depois a cada 12 a 24 meses durante 10 anos, depois a cada 5 anos. Nenhum marcador biológico é válido para o seguimento. Recomenda-se que a cromogranina A e os marcadores inicialmente anormais sejam medidos ao mesmo ritmo que o seguimento clínico [25, 115].

- **Carcinoma neuroendócrino :**

Recomenda-se um acompanhamento clínico rigoroso de dois em dois meses. Recomenda-se a realização de exames imagiológicos (TAC ou RMN) de 2 em 2 meses durante 6 meses, depois de 3 em 3 meses durante 1 ano e depois de 6 em 6 meses.

IV.7.8.3. Na presença de metástases hepáticas :

- **Redes bem diferenciadas:**

Após a ressecção hepática: A monitorização é efectuada aos 3 meses de pós-operatório com uma TAC ou RMN e um octreoscan se inicialmente positivo, seguido de uma TAC ou RMN a cada 3 a 6 meses.

Metástases hepáticas não ressecadas:

A monitorização envolve a realização de exames imagiológicos (TAC ou RMN) aos 3 meses, depois de 3 em 3 ou de 6 em 6 meses durante 2 anos, e depois de 6 em 6 ou de 12 em 12 meses se as lesões permanecerem estáveis. O valor de octreoscopias ou PET scans regulares, se inicialmente positivos, não foi comprovado, mas é recomendado pela ENETS a cada 1 a 2 anos. A ecografia cardíaca é recomendada a cada 6 a 12 meses para procurar cardiopatia carcinoide em caso de síndrome carcinoide ou elevação do 5 HIAA urinário.

As complicações do tratamento (quimioterapia, radioterapia) devem ser sempre investigadas [122].

- **Carcinoma neuroendócrino :**

Recomenda-se a realização de uma TAC torácica-abdominal-pélvica, inicialmente de 2 em 2 meses e depois à medida que as lesões progridem [70].

IV.8. Prognóstico :

O prognóstico é variável e depende de vários factores. As melhores taxas de sobrevivência a 5 anos relatadas pelo SEER e pelo NRC (tabela XIX) foram observadas na localização rectal (74 a 88%). As NETs pancreáticas têm um pior prognóstico, com uma taxa de sobrevivência a 5 anos de 27-43% [5, 10]. Um estudo tunisino de 32 NETs digestivas relatou uma sobrevida em 5 anos de 62% [13].

Quadro XIX: Sobrevivência a 5 anos dos PNET segundo os registos americano e norueguês

	SEER (EUA)	NRC(Noruega)	A nossa série
Sobrevivência a 5 anos (todos os locais)	64%	56%	**49%**

(SEER: Vigilância, Epidemiologia e Resultados Finais; NRC: Registo Norueguês de Cancro)

Os principais factores de prognóstico são :

IV.8.1. Dimensão do tumor :

Trata-se de um importante fator de prognóstico. Uma série retrospetiva britânica de 35 pacientes com NETs gastrointestinais concluiu que havia uma diferença significativa na presença de metástases linfonodais e à distância entre NETs < 1 cm e aquelas > 1 cm [123]. Outro estudo, publicado em 2013, confirmou o aumento significativo do risco de metástases para as NETs rectais > 2 cm [124]. Na nossa série, as NETs metastáticas tinham um tamanho médio de 34 mm, e a NET rectal que recidivou como metástase hepática tinha um tamanho de 12 mm, o que é consistente com a literatura. O tamanho do tumor superior a 30 mm reduziu a sobrevivência nos nossos doentes, mas a correlação não foi significativa (p=0,3).

IV.8.2. Grau histológico :

O seu valor prognóstico foi demonstrado por numerosos estudos [73, 125-127]. Jernman et al avaliaram a contribuição prognóstica do grau tumoral nas NETs do reto e concluíram que existia uma diferença significativa na sobrevivência e na presença de metástases entre G1 e G2 [71]. Na nossa série, os graus 2 ou 3 tiveram uma sobrevida mais baixa, mas sem diferença significativa (p=0,1).

IV.8.3. Diferenciação dos tumores :

Os tumores pouco diferenciados têm um mau prognóstico e são geralmente metastáticos aquando do diagnóstico. Panzuto et al confirmaram estes resultados numa série de 185 doentes com um GEP NET. O estudo multivariado isolou a localização pancreática, as metástases à distância e o baixo grau de diferenciação como factores pejorativos [11].

emeNa nossa série, dois tumores eram pouco diferenciados: um de origem do enxerto com metástases hepáticas e outro de origem colónica com metástases linfonodais. Os nossos doentes com uma NET bem diferenciada tiveram uma sobrevivência significativamente melhor (p<0,001).

IV.8.4. Estádio do tumor :

O estádio do tumor é um fator de prognóstico fundamental. De acordo com Pape UF et al, a sobrevivência a 5 anos para os estádios 1, 2 e 3 é de 96%, 73% e 28%, respetivamente [128]. Min Yang et al confirmaram estes resultados para o cancro do pâncreas, concluindo que existia uma diferença significativa na sobrevivência global a 5 anos entre os diferentes estadios [74]. Na nossa série, não se registou uma diferença significativa na sobrevivência entre os diferentes estádios.

IV.8.5. Invasão vascular e carácter metastático :

Estes agravam o prognóstico; 90% dos tumores neuroendócrinos metastáticos são acompanhados de êmbolos vasculares. Jernman et al concluíram que a sobrevivência média era significativamente reduzida na presença de êmbolos vasculares numa série retrospetiva de 68 NETs rectais [71]. Na nossa série, a presença de metástases reduziu significativamente a sobrevivência dos nossos doentes (p=0,07).

V CONCLUSÕES

Os tumores neuroendócrinos digestivos são um grupo raro de tumores cuja prevalência não excede 1 a 2% de todos os tumores. Trata-se de um grupo heterogéneo, uma vez que os diferentes aspectos clínicos, morfológicos, terapêuticos e, sobretudo, prognósticos dependem de múltiplos factores, incluindo a localização, o grau e o estádio histológico.

A sua raridade e heterogeneidade fizeram destes tumores um objeto de estudo interessante do ponto de vista epidemiológico e histológico, dando origem, ao longo dos anos, a uma multiplicidade de classificações, na maioria das vezes incompletamente validadas, até ao advento da classificação da OMS de 2010, recentemente revista em 2017, que identifica 4 categorias de NET com base em critérios histológicos e imuno-histoquímicos.

A complexidade destes tumores motivou o nosso estudo retrospetivo, que consistiu em avaliar as suas caraterísticas epidemiológicas, clínicas, histológicas e terapêuticas e em destacar os factores de prognóstico através da experiência de um centro tunisino de gastroenterologia e cirurgia digestiva durante um período de 12 anos, de 2005 a 2016.

A idade média dos nossos doentes foi de 43,3 anos, com um ligeiro predomínio do sexo feminino (rácio de sexos 0,85). Contrariamente à literatura, em que a localização do enxerto foi a mais frequente, na nossa série, a localização apendicular foi predominante em 41,8% dos casos, seguida da localização pancreática em 14,5% dos casos, da localização do enxerto em 12,7% dos casos, um dos quais associado a uma localização mesentérica, gástrica em 6 casos (10,9%), duodenal em 3 casos (5,4%), mesentérica primária em 2 casos (3,6%), rectal em 2 casos (3,6%), colónica em 1 caso e metástases hepáticas de primário desconhecido em 3 casos. A localização mesentérica primária é muito rara, se não excecional, tal como referido em relatos de casos.

A apresentação clínica, as modalidades de tratamento e a evolução variam consoante a localização do tumor.

No caso do estômago, a dor abdominal foi o sinal diagnóstico mais frequente (100% dos casos). O EOGD é um exame essencial no diagnóstico das NET gástricas, tendo sido utilizado em todos os casos da nossa série. Apenas um doente com carcinoma misto tinha sido submetido a tratamento cirúrgico nesta localização, consistindo em gastrectomia subtotal. A sobrevida média nesta localização foi de 62 meses.

Foram registados três casos de NET duodenal na nossa série, dois dos quais eram ampulares. Foram revelados por dor abdominal em todos os casos e vómitos em 2/3 dos casos. O diagnóstico positivo baseou-se numa combinação de EOGD e TC abdominal. Estes dois exames permitiram efetuar o diagnóstico em todos os 3 casos. O tratamento consistiu numa biopsia-exérese simples para uma NET milimétrica bulbar e numa CPP para as duas NET ampulares. A sobrevivência média foi de 19 meses para esta localização. Não se registou qualquer recidiva tumoral.

A localização do enxerto representou 12,7% de todas as localizações. O tumor foi revelado por dor abdominal em 2/3 dos casos e por uma síndroma oclusiva em 1/3 dos casos. A tomografia computorizada abdominal foi utilizada para o diagnóstico em 6 casos, sendo o gold standard para este tipo de tumor e podendo mesmo mostrar caraterísticas atípicas altamente sugestivas do diagnóstico, como fibrose com retração do mesentério. O prognóstico das NETs enxertadas é bom, sendo a sobrevida média dos nossos doentes de cerca de 20 meses.

[ere]As NETs ocupam o 1º lugar em termos de frequência de localização apendicular; 42% dos nossos doentes tinham um tumor apendicular. A apresentação mais frequente foi a dor abdominal (100%). Foi observada uma síndrome carcinoide num doente. A maioria das NETs apendiculares foi descoberta incidentalmente e tinha menos de 1 cm de tamanho. Todos os

nossos doentes foram submetidos a apendicectomia e não se registou qualquer recorrência nesta localização, com um tempo médio de sobrevivência de 50 meses. Não é necessária qualquer vigilância para as NETs do apêndice com menos de 10 mm e a sua taxa de sobrevivência é semelhante à da população em geral.

A incidência de tumores colorrectais não foi superior a 6%. O tumor foi revelado por uma síndrome oclusiva em 1/3 dos casos e por corrimento rectal em 1/3 dos casos. A colonoscopia foi o padrão de ouro e conduziu a um diagnóstico positivo em todos os casos. A sobrevivência média para esta localização foi de 30 meses. Um doente operado a um NET do cólon faleceu 3 meses após a operação. Um doente operado a uma NET rectal desenvolveu metástases hepáticas metacrónicas ao fim de 48 meses, o que justifica uma vigilância pós-operatória regular e prolongada.

Foram registados oito casos de NET pancreática no nosso estudo. O sintoma de apresentação mais frequente foi a dor abdominal (100%) e AEG (75%). A TC abdominal é o padrão ouro para esta localização e foi diagnóstica em todos os casos. A cirurgia está sempre indicada na ausência de NME 1 para as NETs não-metastáticas. No caso de metástases hepáticas, o tratamento depende essencialmente do grau tumoral, do volume tumoral e da presença ou ausência de locais extra-hepáticos. Na nossa série, 6 doentes foram submetidos a cirurgia: Q=quatro foram submetidos a pancreatectomia esquerda e dois a CPP. A sobrevida média foi de 11 meses e

progressão do tumor com análogos da somatostatina e quimioterapia subsequente num doente.

Em 3 casos, não foi encontrado qualquer primário em doentes com metástases hepáticas. Os exames de OCT foram efectuados nos três doentes.

Anatomopatologicamente, o diagnóstico foi efectuado através de biopsia em 15 casos (27,2%) e através de peça operatória em 44 casos (80%). O tamanho médio dos tumores foi de 19,65 mm. A maioria destes tumores era bem diferenciada (92,7%), o que é consistente com a literatura. [eme]O exame microscópico foi utilizado para classificar os tumores de acordo com as recomendações da OMS 2010, especificando o índice mitótico e o índice de proliferação, para especificar o estádio TNM de acordo com a UICC/AJCC 2009 (7ª edição) e para avaliar os factores histológicos e de prognóstico.

O índice mitótico médio foi de 3 mitoses/10 CFG. A imunohistoquímica é uma pedra angular no diagnóstico positivo e na avaliação do prognóstico destes tumores. Os marcadores de diferenciação mais frequentemente utilizados foram a cromogranina A, que foi positiva em 80% dos casos, e a sinaptofisina, que foi positiva em 72,7% dos casos. O Ki67, um importante fator de prognóstico, variou de 0 a 40%, com uma média de 5%. Um estudo de correlação entre o índice de proliferação e o tamanho do tumor mostrou uma correlação positiva (p=0,06). Trinta doentes (54,5%) tinham NET de grau 1 (G1), 21 (38,1%) tinham NET de grau 2 (G2) e 2 doentes tinham carcinoma neuroendócrino. Dois doentes da nossa série apresentavam carcinoma adeno-neuroendócrino misto. [eme]Os casos da nossa série foram classificados de acordo com a edição dos 7 estádios TNM da UICC/AJCC, como se segue: Estadio 0: 1 caso (1,8%), Estadio I: 31 casos (56,3%), Estadio IIA: 9 casos (16,3%), Estadio IIB: 2 casos (3,6%), Estadio IIIA: 1 caso (1,8%), Estadio IIIB: 2 casos (3,6%), Estadio IV: 4 casos (7,2%) e tumor não classificável: 5 casos (9%).

Apenas um doente, operado a uma NET do cólon, faleceu após 3 meses de seguimento. Dezoito doentes perderam o seguimento após uma média de 28,2 meses. A evolução foi favorável em 32 casos (62%): 4 casos de NET gástrica, 1 caso de NET duodenal (ampular), 5 casos de NET do enxerto, 1 caso de NET com localização dupla do enxerto e mesentérica,

17 casos de NET apendicular, 3 casos de NET pancreática e um caso de NET mesentérica primária. Foi observada progressão tumoral em 3 casos: uma NET pancreática com metástases hepáticas que progrediu sob o efeito de análogos da somatostatina, uma NET rectal operada que recidivou como metástases hepáticas e um carcinoma gástrico adenoneuroendócrino misto que progrediu sob quimioterapia pós-operatória.
A sobrevivência global aos 5 anos nos nossos doentes foi de 49%. Foi significativamente melhor para os sítios apendiculares, da vesícula biliar e mesentéricos do que para os sítios colorrectais e pancreáticos (p=0,007). Dois outros parâmetros foram associados a uma melhor sobrevivência nos nossos doentes: a diferenciação tumoral e o tamanho do tumor. O Ki67, que está inversamente correlacionado com a sobrevivência nalguns estudos, não foi significativamente correlacionado com a sobrevivência na nossa série.
O grau do tumor é um importante fator de prognóstico, como demonstrado em vários estudos italianos e alemães. No nosso trabalho, não encontrámos uma correlação significativa entre o grau e o estádio do tumor. No entanto, o tamanho do tumor foi significativamente associado ao grau.
O estádio do tumor foi significativamente associado a três parâmetros histopronósticos: tamanho, presença de metástases e êmbolos vasculares.
O nosso estudo confirma, assim, a heterogeneidade epidemioclínica destes tumores e a sua complexidade histológica, o que obriga à utilização de classificações regularmente revistas (OMS, UICC).
Do ponto de vista epidemiológico e clínico, verificámos que a localização apendicular, ao contrário dos dados clássicos, não é assim tão rara, o que motiva um exame meticuloso de qualquer peça de apendicectomia em busca de um tumor carcinoide que possa passar despercebido.
Em termos de prognóstico, nossos resultados confirmam as limitações da classificação da OMS de 2010, que não foi significativamente associada ao estágio do tumor, enquanto o tamanho do tumor foi positivamente correlacionado com o grau e o estágio do tumor. Por conseguinte, outros parâmetros para avaliar a agressividade e a malignidade do tumor, como a localização e o tamanho do tumor, devem ser avaliados na nova classificação da OMS de 2017, que é certamente mais eficiente, mas também parece omitir estes dois importantes parâmetros histopronósticos.
Em termos de vigilância, recomendamos que se adapte a frequência da vigilância a cada local do tumor, uma vez que a localização do tumor afectou significativamente a sobrevivência na nossa série, com um prognóstico reservado para os locais pancreáticos e colorrectais.

VI REFERÊNCIAS

1. De Mestier L, Deguelte-Lardiere S, Brixi H, Kianmanesh R, Cadiot G. Tumores neuroendócrinos digestivos. Rev Med Interne. 2016;37(8):551-60.
2. Leotlela PD, Jauch A, Holtgreve-Grez H, Thakker RV. Genetics of neuroendocrine and carcinoid tumours (Genética dos tumores neuroendócrinos e carcinóides). Endocr Relat Cancer. 2003;10(4):437-50.
3. Aloui S. Avaliação dos factores histopronósticos nos tumores neuroendócrinos do aparelho digestivo: A propos de 36 cas [Estes]. Medecine: Tunis; 2016. 81p.
4. Niederle MB, Hackl M, Kaserer K, Niederle B. Tumores neuroendócrinos gastroenteropancreáticos: a incidência atual e o estadiamento com base na classificação da OMS e da Sociedade Europeia de Tumores Neuroendócrinos: uma análise baseada em parâmetros recolhidos prospectivamente. Endocr Relat Cancer. 2010;17(4):909-18.
5. Modlin IM, Lye KD, Kidd M. A 5-decade analysis of 13,715 carcinoid tumors (Análise de 5 décadas de 13,715 tumores carcinóides). Cancer. 2003;97(4):934-59.
6. Yao JC, Hassan M, Phan A, Dagohoy C, Leary C, Mares JE, et al. Cem anos após o "carcinoide": epidemiologia e factores de prognóstico para tumores neuroendócrinos em 35.825 casos nos Estados Unidos. J Clin Oncol. 2008;26(18):3063-72.
7. Bilimoria KY, Bentrem DJ, Wayne JD, Ko CY, Bennett CL, Talamonti MS. Small bowel cancer in the United States: changes in epidemiology, treatment, and survival over the last 20 years. Ann Surg. 2009;249(1):63-71.
8. Walter T, Lepage C. Epidemiologia dos tumores neuroendócrinos digestivos: a situação em França. Hepato Gastro. 2013;20:160-6.
9. Modlin IM, Champaneria MC, Chan AK, Kidd M. A three-decade analysis of 3,911 small intestinal neuroendocrine tumors: the rapid pace of no progress. Am J Gastroenterol. 2007;102(7):1464-73.
10. Hauso O, Gustafsson BI, Kidd M, Waldum HL, Drozdov I, Chan AK, et al. Neuroendocrine tumor epidemiology: contrasting Norway and North America. Cancer. 2008;113(10):2655-64.
11. Panzuto F, Nasoni S, Falconi M, Corleto VD, Capurso G, Cassetta S, et al. Factores de prognóstico e sobrevivência em doentes com tumores endócrinos: comparação entre a localização gastrointestinal e pancreática. Endocr Relat Cancer. 2005;12(4):1083-92.
12. Niederle MB, Niederle B. Diagnóstico e tratamento de doenças gastroenteropancreáticas tumores neuroendócrinos: dados actuais de uma investigação clínica multicêntrica recolhida prospectivamente e analisada retrospetivamente. Oncologist. 2011;16(5):602-13.
13. Larguech M. Les tumeurs neuroendocrines digestives a propos d'une serie de 32 cas [Estes]. Anatomopathologie: Tunis; 2013. 128p.
14. Ramage JK, Ahmed A, Ardill J, Bax N, Breen DJ, Caplin ME, et al. Guidelines for the management of gastroenteropancreatic neuroendocrine (including carcinoid) tumours (NETs). Gut. 2012;61(1):6-32.
15. Vinik AI, Woltering EA, Warner RR, Caplin M, O'Dorisio TM, Wiseman GA, et al. Diretrizes de consenso da NANETS para o diagnóstico de tumor neuroendócrino. Pancreas. 2010;39(6):713-34.
16. Caplin ME, Buscombe JR, Hilson AJ, Jones AL, Watkinson AF, Burroughs AK. Carcinoid tumor. The Lancet. 1998;352(9130):799-805.
17. Pellikka PA, Tajik AJ, Khandheria BK, Seward JB, Callahan JA, Pitot HC, et al. Doença cardíaca carcinoide. Espectro clínico e ecocardiográfico em 74 pacientes. Circulation. 1993;87(4):1188-96.
18. Maru DM, Khurana H, Rashid A, Correa AM, Anandasabapathy S, Krishnan S, et al. Estudo retrospetivo das caraterísticas clinicopatológicas e do prognóstico do carcinoma

neuroendócrino de alto grau do esófago. Am J Surg Pathol. 2008;32(9):1404-11.
19. Modlin IM, Lye KD, Kidd M. Carcinoid tumors of the stomach. Surg Oncol. 2003;12(2):153-72.
20. Eriksson B, Kloppel G, Krenning E, Ahlman H, Plockinger U, Wiedenmann B, et al. Consensus guidelines for the management of patients with digestive neuroendocrine tumors. Neuroendocrinology. 2008;87(1):8-19.
21. Scherubl H, Jensen RT, Cadiot G, Stolzel U, Kloppel G. Os tumores neuroendócrinos do intestino delgado estão a aumentar: Aspectos precoces e gestão. World J Gastrointest Endosc. 2010;2(10):325-34.
22. Jensen RT, Cadiot G, Brandi ML, de Herder WW, Kaltsas G, Komminoth P, et al. ENETS Consensus Guidelines for the management of patients with digestive neuroendocrine neoplasms: functional pancreatic endocrine tumor syndromes. Neuroendocrinologia. 2012;95(2):98-119.
23. Metz DC, Jensen RT. Tumores neuroendócrinos gastrointestinais: tumores endócrinos pancreáticos. Gastroenterology. 2008;135(5):1469-92.
24. Hirabayashi K, Zamboni G, Nishi T, Tanaka A, Kajiwara H, Nakamura N. Histopatologia das neoplasias neuroendócrinas gastrointestinais. Front Oncol. 2013;3:2.
25. Caplin M, Sundin A, Nillson O, Baum RP, Klose KJ, Kelestimur F, et al. Diretrizes de consenso da ENETS para a gestão de doentes com neoplasias neuroendócrinas digestivas: neoplasias neuroendócrinas colorrectais. Neuroendocrinology. 2012;95(2):88-97.
26. Kwaan MR, Goldberg JE, Bleday R. Rectal carcinoid tumors: review of results after endoscopic and surgical therapy. Arch Surg. 2008;143(5):471-5.
27. Oberg K. Diagnóstico bioquímico do tumor neuroendócrino GEP. Yale J Biol Med. 1997;70(5-6):501-8.
28. Frilling A, Modlin IM, Kidd M, Russell C, Breitenstein S, Salem R, et al. Recomendações para a gestão de pacientes com metástases hepáticas neuroendócrinas. Lancet Oncol. 2014;15(1):8-21.
29. Seng-Kee Chuah T-HH, Chung-Mou Kuo, King-Wah Chiu, Chung-Huang Kuo, Keng-Liang Wu, Yeh-Pin Chou S-NL, Shue-Shian Chiou, Chi-Sin Changchien, Hock-Liew Eng. Tumores carcinóides gastrointestinais superiores encontrados incidentalmente em exames endoscópicos. World J Gastroenterol. 2005;11(44):7028-32.
30. Shim KN, Yang SK, Myung SJ, Chang HS, Jung SA, Choe JW, et al. Atypical endoscopic features of rectal carcinoids. Endoscopy. 2004;36(4):313-6.
31. Rondonotti E, Pennazio M, Toth E, Menchen P, Riccioni ME, De Palma GD, et al. Neoplasias do intestino delgado em pacientes submetidos a endoscopia por cápsula de vídeo: um estudo multicêntrico europeu. Endoscopy. 2008;40(6):488-95.
32. Hara AK, Leighton JA, Sharma VK, Heigh RI, Fleischer DE. Imaging of small bowel disease: comparison of capsule endoscopy, standard endoscopy, barium examination, and CT. Radiographics. 2005;25(3):697-711.
33. Ganeshan D, Bhosale P, Yang T, Kundra V. Imaging features of carcinoid tumors of the gastrointestinal tract. Am J Roentgenol. 2013;201(4):773-86.
34. Pilleul F, Penigaud M, Milot L, Saurin JC, Chayvialle JA, Valette PJ. Possíveis neoplasias do intestino delgado: enteroclise por TC multidetectores com contraste e com água. Radiology. 2006;241(3):796-801.
35. Massironi S, Conte D, Sciola V, Pirola L, Paggi S, Fraquelli M, et al. Ultrassonografia com contraste na avaliação de metástases hepáticas de tumores neuroendócrinos. Dig Liver Dis. 2010;42(9):635-41.

36. Bushnell DL, Baum RP. Técnicas de imagem padrão para tumores neuroendócrinos. Endocrinol Metab Clin North Am. 2011;40(1):153-62.
37. Ichikawa T, Peterson MS, Federle MP, Baron RL, Haradome H, Kawamori Y, et al. Islet cell tumor of the pancreas: biphasic CT versus MR imaging in tumor detection. Radiology. 2000;216(1):163-71.
38. Owen NJ, Sohaib SA, Peppercorn PD, Monson JP, Grossman AB, Besser GM, et al. MRI of pancreatic neuroendocrine tumours. Br J Radiol. 2001;74(886):968-73.
39. Semelka RC, Custodio CM, Cem Balci N, Woosley JT. Tumores neuroendócrinos do pâncreas: espetro de aparências na ressonância magnética. J Magn Reson Imaging. 2000;11(2):141-8.
40. Thoeni RF, Mueller-Lisse UG, Chan R, Do NK, Shyn PB. Deteção de pequenos tumores funcionais das células dos ilhéus no pâncreas: seleção de sequências de imagens de RM para uma sensibilidade óptima. Radiology. 2000;214(2):483-90.
41. Reznek RH. CT/MRI de tumores neuroendócrinos. Imagiologia do Cancro. 2006;6:S163-77.
42. Sotoudehmanesh R, Hedayat A, Shirazian N, Shahraeeni S, Ainechi S, Zeinali F, et al. Ultrassonografia endoscópica (EUS) na localização de insulinoma. Endocrine. 2007;31(3):238-41.
43. Sundin A. Radiological and nuclear medicine imaging of gastroenteropancreatic neuroendocrine tumours. Melhor Prática Res Clin Gastroenterol. 2012;26(6):803-18.
44. Kwekkeboom DJ, Krenning EP, Scheidhauer K, Lewington V, Lebtahi R, Grossman A, et al. ENETS Consensus Guidelines for the Standards of Care in Neuroendocrine Tumors: somatostatin recetor imaging with (111)In-pentetreotide. Neuroendocrinology. 2009;90(2):184-9.
45. Reubi JC, Kvols LK, Waser B, Nagorney DM, Heitz PU, Charboneau JW, et al. Deteção de receptores de somatostatina em amostras de biópsia por agulha cirúrgica e percutânea de carcinóides e carcinomas de células das ilhotas. Cancer Res. 1990;50(18):5969-77.
46. De Herder WW, Hofland LJ, van der Lely AJ, Lamberts SW. Somatostatin receptors in gastroentero-pancreatic neuroendocrine tumours. Endocr Relat Cancer. 2003;10(4):451-8.
47. Squires MH, 3º, Volkan Adsay N, Schuster DM, Russell MC, Cardona K, Delman KA, et al. Octreoscan Versus FDG-PET para estadiamento de tumores neuroendócrinos: uma abordagem biológica. Ann Surg Oncol. 2015;22(7):2295-301.
48. Binderup T, Knigge U, Loft A, Mortensen J, Pfeifer A, Federspiel B, et al. Imagiologia funcional de tumores neuroendócrinos: uma comparação direta da cintigrafia do recetor da somatostatina, cintigrafia 123I-MIBG e 18F-FDG PET. J Nucl Med. 2010;51(5):704-12.
49. Illouz F, Sadoul JL, Rohmer V. Imagiologia e terapia de tumores endócrinos digestivos com base no recetor de somatostatina. Ann Endocrinol. 2010;71 Suppl 1:S3-S12.
50. Ait Lhachmi N. Tumores neuroendócrinos digestivos [Estes]. Medecine: Marrakesh; 2011. 212p.
51. Kloppel G. Classification and pathology of gastroenteropancreatic neuroendocrine neoplasms (Classificação e patologia das neoplasias neuroendócrinas gastroenteropancreáticas). Endocr Relat Cancer. 2011;18 Suppl 1:S1-S16.
52. Makhlouf HR, Burke AP, Sobin LH. Carcinoid tumors of the ampulla of Vater: a comparison with duodenal carcinoid tumors. Cancer. 1999;85(6):1241-9.
53. Cohen C, Heymann MF, Michenet P, Memeteau F, Saint-Marc O, Emy P, et al. Somatostatinomas duodenais associados à neurofibromatose de von Recklinghausen. Uma proposta de 2 casos. Ann Pathol. 2000;20(6):609-11.

54. Bornstein-Quevedo L, Gamboa-Dominguez A. Carcinoid tumors of the duodenum and ampulla of Vater: a clinicomorphologic, immunohistochemical, and cell kinetic comparison. Hum Pathol. 2001;32(11):1252-6.
55. Maggard MA, O'Connell JB, Ko CY. Revisão actualizada de base populacional dos tumores carcinóides. Ann Surg. 2004;240(1):117-22.
56. Stinner B, Rothmund M. Neuroendocrine tumours (carcinoids) of the appendix. Best Pract Res Clin Gastroenterol. 2005;19(5):729-38.
57. Jetmore AB, Ray JE, Gathright JB, McMullen KM, Hicks TC, Timmcke AE. Rectal carcinoids: the most frequent carcinoid tumor. Dis Colon Rectum. 1992;35(8):717-25.
58. Pinchot SN, Holen K, Sippel RS, Chen H. Carcinoid tumors. Oncologist. 2008;13(12):1255-69.
59. Klimstra DS. Relato patológico de tumores neuroendócrinos: elementos essenciais para um diagnóstico, classificação e estadiamento exactos. Semin Oncol. 2013;40(1):23-36.
60. Hijioka M, Ito T, Igarashi H, Fujimori N, Lee L, Nakamura T, et al. A cromogranina A sérica é um marcador útil para pacientes japoneses com tumores neuroendócrinos pancreáticos. Cancer Sci. 2014;105(11):1464-71.
61. Al-Khafaji B, Noffsinger AE, Miller MA, DeVoe G, Stemmermann GN, Fenoglio-Preiser C. Immunohistologic analysis of gastrointestinal and pulmonary carcinoid tumors. Hum Pathol. 1998;29(9):992-9.
62. Rindi G, Kloppel G, Alhman H, Caplin M, Couvelard A, de Herder WW, et al. TNM staging of foregut (neuro)endocrine tumors: a consensus proposal including a grading system. Virchows Arch. 2006;449(4):395-401.
63. Capelli P, Fassan M, Scarpa A. Classificação patológica e estadiamento de GEP-NETs. Best Pract Res Clin Gastroenterol. 2012;26(6):705-17.
64. Couvelard A. Ki67 e tumores neuroendócrinos. Ann Pathol. 2011;31 Suppl 5:S55-S6.
65. Strosberg J, Nasir A, Coppola D, Wick M, Kvols L. Correlação entre grau e prognóstico em tumores neuroendócrinos gastroenteropancreáticos metastáticos. Hum Pathol. 2009;40(9):1262-8.
66. Khan MS, Luong TV, Watkins J, Toumpanakis C, Caplin ME, Meyer T. A comparison of Ki-67 and mitotic count as prognostic markers for metastatic pancreatic and midgut neuroendocrine neoplasms. Br J Cancer. 2013;108(9):1838-45.
67. Flejou JF. Classificação da OMS para os tumores digestivos: a quarta edição. Ann Pathol. 2011;31 Suppl 5:S27-31.
68. Strosberg JR, Cheema A, Weber J, Han G, Coppola D, Kvols LK. Validade prognóstica de uma nova classificação de estadiamento do American Joint Committee on Cancer para tumores neuroendócrinos pancreáticos. J Clin Oncol. 2011;29(22):3044-9.
69. Scoazec JY, Couvelard A, pour le reseau T. A nova classificação da OMS para os tumores neuroendócrinos digestivos. Ann Pathol. 2011;31(2):88-92.
70. Cadiot G, Baudin E, Coriat R, Couvelard A, de Mestier L, Dromain C, et al. "Tumores neuroendócrinos". Thesaurus National de Cancerologie Digestive, 12-10-2017, [Online] http://www.tncd.org.
71. Jernman J, Valimaki MJ, Louhimo J, Haglund C, Arola J. A nova classificação da OMS 2010 para tumores neuroendócrinos gastrointestinais correlaciona-se bem com o potencial metastático dos tumores neuroendócrinos rectais. Neuroendocrinology. 2012;95(4):317-24.
72. Edge SB, Compton CC. O American Joint Committee on Cancer: a 7ª edição do manual de estadiamento do cancro do AJCC e o futuro do TNM. Ann Surg Oncol. 2010;17(6):1471-4.
73. Scarpa A, Mantovani W, Capelli P, Beghelli S, Boninsegna L, Bettini R, et al. Pancreatic

endocrine tumors: improved TNM staging and histopathological grading allow a clinically efficient prognostic stratification of patients. Mod Pathol. 2010;23(6):824-33.
74. Yang M, Zeng L, Zhang Y, Wang WG, Wang L, Ke NW, et al. Estadiamento TNM de tumores neuroendócrinos pancreáticos: uma análise observacional e comparação entre os sistemas AJCC e ENETS de uma única instituição. Medicine. 2015;94(12):660.
75. Araujo PB, Cheng S, Mete O, Serra S, Morin E, Asa SL, et al. Avaliação dos sistemas de classificação da OMS 2010 e de estadiamento AJCC/UICC no comportamento prognóstico dos tumores neuroendócrinos intestinais. PLoS One. 2013;8(4):61538.
76. Grupo de Estudo de Colonoscopia da Sociedade Coreana de C. Caraterísticas clínicas dos tumores carcinóides colorrectais. J Korean Soc Coloproctol. 2011;27(1):17-20.
77. Baudin E, Caron P, Lombard-Bohas C, Tabarin A, Mitry E, Reznick Y, et al. Insulinoma maligno: recomendações para investigação e tratamento. Presse Med. 2014;6 Suppl 1:S645-S59.
78. Rinke A, Muller HH, Schade-Brittinger C, Klose KJ, Barth P, Wied M, et al. Estudo controlado por placebo, em dupla ocultação, prospetivo e aleatório sobre o efeito do octreotido LAR no controlo do crescimento tumoral em doentes com tumores neuroendócrinos metastáticos do intestino médio: um relatório do Grupo de Estudo PROMID. J Clin Oncol. 2009;27(28):4656-63.
79. Tiensuu Janson EM, Ahlstrom H, Andersson T, Oberg KE. Octreotido e interferão alfa: uma nova combinação para o tratamento de tumores carcinóides malignos. Eur J Cancer. 1992;28A(10):1647-50.
80. Kolby L, Persson G, Franzen S, Ahren B. Ensaio clínico aleatório sobre o efeito do interferão alfa na sobrevivência de doentes com tumores carcinóides disseminados do intestino médio. Br J Surg. 2003;90(6):687-93.
81. Plockinger U, Wiedenmann B. Tumores neuroendócrinos. Bioterapia. Best Pract Res Clin Endocrinol Metab. 2007;21(1):145-62.
82. Raymond E, Dahan L, Raoul JL, Bang YJ, Borbath I, Lombard-Bohas C, et al. Sunitinib malate for the treatment of pancreatic neuroendocrine tumors. N Engl J Med. 2011;364(6):501-13.
83. Pavel ME, Hainsworth JD, Baudin E, Peeters M, Horsch D, Winkler RE, et al. Everolimus plus octreotide long-acting repeatable for the treatment of advanced neuroendocrine tumours associated with carcinoid syndrome (RADIANT-2): a randomised, placebo-controlled, phase 3 study. Lancet. 2011;378(9808):2005-12.
84. Boussaha T, Rougier P, Taieb J, Lepere C. Tumores neuroendócrinos digestivos (DNET): a era das terapias direcionadas. Clin Res Hepatol Gastroenterol. 2013;37(2):134-41.
85. Walter T, Brixi-Benmansour H, Lombard-Bohas C, Cadiot G. Novas estratégias de tratamento em tumores neuroendócrinos avançados. Dig Liver Dis. 2012;44(2):95-105.
86. Dahan L, Bonnetain F, Rougier P, Raoul JL, Gamelin E, Etienne PL, et al. Ensaio de fase III de quimioterapia com 5-fluorouracil e estreptozotocina em comparação com interferão alfa para tumores carcinóides avançados: FNCLCC-FFCD 9710. Endocr Relat Cancer. 2009;16(4):1351- 61.
87. Pavel M, O'Toole D, Costa F, Capdevila J, Gross D, Kianmanesh R, et al. Atualização das Diretrizes de Consenso da ENETS para a Gestão da Doença Metastática Distante de Neoplasias Neuroendócrinas (NEN) Intestinais, Pancreáticas, Brônquicas e NEN de Local Primário Desconhecido. Neuroendocrinology. 2016;103(2):172-85.
88. Carrasco CH, Chuang VP, Wallace S. Apudomas metastáticos para o fígado: tratamento por embolização da artéria hepática. Radiology. 1983;149(1):79-83.

89. Ajani JA, Carrasco CH, Charnsangavej C, Samaan NA, Levin B, Wallace S. Tumores de células das ilhotas metastáticos para o fígado: paliação eficaz por embolização sequencial da artéria hepática. Ann Intern Med. 1988;108(3):340-4.
90. Kim YH, Ajani JA, Carrasco CH, Dumas P, Richli W, Lawrence D, et al. Quimioembolização arterial hepática selectiva para metástases hepáticas em doentes com tumor carcinoide ou carcinoma das células das ilhotas. Cancer Invest. 1999;17(7):474-8.
91. Hajarizadeh H, Ivancev K, Mueller CR, Fletcher WS, Woltering EA. Tratamento paliativo eficaz de tumores carcinóides metastáticos com quimioterapia/quimioembolização intra-arterial combinada com acetato de octreotido. Am J Surg. 1992;163(5):479-83.
92. Chakravarthy A, Abrams RA. Radioterapia no tratamento de pacientes com tumores carcinóides malignos. Cancer. 1995;75(6):1386-90.
93. Onozato Y, Kakizaki S, Iizuka H, Sohara N, Mori M, Itoh H. Endoscopic treatment of rectal carcinoid tumors. Dis Colon Rectum. 2010;53(2):169-76.
94. Roy RC, Carter RF, Wright PD. Somatostatina, anestesia e a síndrome carcinoide. Administração peri-operatória de um análogo da somatostatina para suprimir a atividade do tumor carcinoide. Anaesthesia. 1987;42(6):627-32.
95. Pederzoli P, Falconi M, Bonora A, Salvia R, Sartori N, Contro C, et al. Cytoreductive surgery in advanced endocrine tumours of the pancreas. Ital J Gastroenterol Hepatol. 1999;31 Suppl 2:S207-12.
96. Dougherty TB, Cronau LH, Jr. Implicações anestésicas para pacientes cirúrgicos com tumores endócrinos. Int Anesthesiol Clin. 1998;36(3):31-44.
97. Delle Fave G, Kwekkeboom DJ, Van Cutsem E, Rindi G, Kos-Kudla B, Knigge U, et al. ENETS Consensus Guidelines for the management of patients with gastroduodenal neoplasms. Neuroendocrinology. 2012;95(2):74-87.
98. Bloomston M, Muscarella P, Shah MH, Frankel WL, Al-Saif O, Martin EW, et al. Cytoreduction results in high perioperative mortality and decreased survival in patients undergoing pancreatectomy for neuroendocrine tumors of the pancreas. J Gastrointest Surg. 2006;10(10):1361-70.
99. Teh SH, Deveney C, Sheppard BC. Aggressive pancreatic resection for primary pancreatic neuroendocrine tumor: is it justifiable? Am J Surg. 2007;193(5):610-3.
100. Kaczirek K, Ba-Ssalamah A, Schima W, Niederle B. A importância dos procedimentos de localização pré-operatórios no hiperinsulinismo orgânico - experiência em 67 pacientes. Wien Klin Wochenschr. 2004;116(11-12):373-8.
101. Falconi M, Bartsch DK, Eriksson B, Kloppel G, Lopes JM, O'Connor JM, et al. Diretrizes de consenso da ENETS para a gestão de doentes com neoplasias neuroendócrinas digestivas do sistema digestivo: tumores pancreáticos não funcionais bem diferenciados. Neuroendocrinology. 2012;95(2):120-34.
102. Boudreaux JP. Cirurgia para tumores neuroendócrinos gastroenteropancreáticos (GEPNETS). Endocrinol Metab Clin North Am. 2011;40(1):163-71.
103. Triponez F, Dosseh D, Goudet P, Cougard P, Bauters C, Murat A, et al. Dados epidemiológicos de 108 pacientes MEN 1 do GTE com tumores não funcionais isolados do pâncreas. Ann Surg. 2006;243(2):265-72.
104. Murray SE, Lloyd RV, Sippel RS, Chen H, Oltmann SC. Vigilância pós-operatória de pequenos tumores carcinoides do apêndice. Am J Surg. 2014;207(3):342-5.
105. Mullen JT, Savarese DM. Tumores carcinoides do apêndice: um estudo de base populacional. J Surg Oncol. 2011;104(1):41-4.
106. Roggo A, Wood WC, Ottinger LW. Tumores carcinóides do apêndice. Ann Surg.

1993;217(4):385-90.
107. Toumpanakis C, Standish RA, Baishnab E, Winslet MC, Caplin ME. Tumores carcinóides de células caliciformes (adenocarcinóides) do apêndice. Dis Colon Rectum. 2007;50(3):315-22.
108. Safioleas MC, Moulakakis KG, Kontzoglou K, Stamoulis J, Nikou GC, Toubanakis C, et al. Tumores carcinóides do apêndice. Factores de prognóstico e avaliação das indicações para hemicolectomia direita. Hepatogastroenterology. 2005;52(61):123-7.
109. O'Donnell ME, Carson J, Garstin WI. Surgical treatment of malignant carcinoid tumours of the appendix (Tratamento cirúrgico de tumores carcinóides malignos do apêndice). Int J Clin Pract. 2007;61(3):431-7.
110. Varisco B, McAlvin B, Dias J, Franga D. Adenocarcinóide do apêndice: é necessária a hemicolectomia direita? Uma meta-análise de revisões retrospectivas de prontuários. Am Surg. 2004;70(7):593-9.
111. Bucher P, Gervaz P, Ris F, Oulhaci W, Egger JF, Morel P. Surgical treatment of appendiceal adenocarcinoid (goblet cell carcinoid). World J Surg. 2005;29(11):1436-9.
112. Bernick PE, Klimstra DS, Shia J, Minsky B, Saltz L, Shi W, et al. Neuroendocrine carcinomas of the colon and rectum. Dis Colon Rectum. 2004;47(2):163-9.
113. Park CH, Cheon JH, Kim JO, Shin JE, Jang BI, Shin SJ, et al. Critérios para a tomada de decisões após a ressecção endoscópica de carcinóides rectais bem diferenciados no que respeita à potencial disseminação linfática. Endoscopy. 2011;43(9):790-5.
114. Moore JR, Greenwell B, Nuckolls K, Schammel D, Schisler N, Schammel C, et al. Neuroendocrine tumors of the rectum: a 10-year review of management. Am Surg. 2011;77(2):198-200.
115. Frilling A, Akerstrom G, Falconi M, Pavel M, Ramos J, Kidd M, et al. Neuroendocrine tumor disease: an evolving landscape. Endocr Relat Cancer. 2012;19(5):163-85.
116. Mayo SC, de Jong MC, Pulitano C, Clary BM, Reddy SK, Gamblin TC, et al. Surgical management of hepatic neuroendocrine tumor metastasis: results from an international multi-institutional analysis. Ann Surg Oncol. 2010;17(12):3129-36.
117. Chamberlain RS, Canes D, Brown KT, Saltz L, Jarnagin W, Fong Y, et al. Hepatic neuroendocrine metastases: does intervention alter outcomes? J Am Coll Surg. 2000;190(4):432-45.
118. Eriksson J, Stalberg P, Nilsson A, Krause J, Lundberg C, Skogseid B, et al. Surgery and radiofrequency ablation for treatment of liver metastases from midgut and foregut carcinoids and endocrine pancreatic tumors. World J Surg. 2008;32(5):930-8.
119. Schweizer RT, Alsina AE, Rosson R, Bartus SA. Transplante de fígado para tumores neuroendócrinos metastáticos. Transplant Proc. 1993;25(2):1973.
120. Van Vilsteren FG, Baskin-Bey ES, Nagorney DM, Sanderson SO, Kremers WK, Rosen CB, et al. Liver transplantation for gastroenteropancreatic neuroendocrine cancers: Defining selection criteria to improve survival. Liver Transpl. 2006;12(3):448-56.
121. Le Treut YP, Gregoire E, Belghiti J, Boillot O, Soubrane O, Mantion G, et al. Preditores de sobrevivência a longo prazo após transplante de fígado para tumores endócrinos metastáticos: um relatório multicêntrico francês de 85 casos. Am J Transplant. 2008;8(6):1205-13.
122. Pavel M, Baudin E, Couvelard A, Krenning E, Oberg K, Steinmuller T, et al. ENETS Consensus Guidelines for the management of patients with liver and other distant metastases from neuroendocrine neoplasms of foregut, midgut, hindgut, and unknown primary. Neuroendocrinology. 2012;95(2):157-76.

123. Dronamraju SS, Joypaul VB. Gestão de tumores carcinoides gastrointestinais - 10 anos de experiência num hospital geral distrital. J Gastrointest Oncol. 2012;3(2):120-9.
124. Weinstock B, Ward SC, Harpaz N, Warner RR, Itzkowitz S, Kim MK. Caraterísticas clínicas e prognósticas dos tumores neuroendócrinos do reto. Neuroendocrinology. 2013;98(3):180-7.
125. Dhall D, Mertens R, Bresee C, Parakh R, Wang HL, Li M, et al. O índice proliferativo Ki-67 prevê a sobrevivência sem progressão de pacientes com tumores neuroendócrinos ileais bem diferenciados. Hum Pathol. 2012;43(4):489-95.
126. Jann H, Roll S, Couvelard A, Hentic O, Pavel M, Muller-Nordhorn J, et al. Neuroendocrine tumors of midgut and hindgut origin: tumor-node-metastasis classification determines clinical outcome. Cancer. 2011;117(15):3332-41.
127. Panzuto F, Boninsegna L, Fazio N, Campana D, Pia Brizzi M, Capurso G, et al. Carcinomas endócrinos pancreáticos metastáticos e localmente avançados: análise dos factores associados à progressão da doença. J Clin Oncol. 2011;29(17):2372-7.
128. Pape UF, Jann H, Muller-Nordhorn J, Bockelbrink A, Berndt U, Willich SN, et al. Prognostic relevance of a novel TNM classification system for upper gastroenteropancreatic neuroendocrine tumors. Cancer. 2008;113(2):256-65.

VII APÊNDICES

Apêndice 1: Ficha de informação do doente

Ficha de informação do doente

- Idade e sexo
- Antecedentes pessoais médicos, cirúrgicos e familiares
- História da NME1
- Circunstâncias da descoberta
- Local do tumor
- Testes biológicos padrão (glicemia, hemoglobina, síndrome inflamatório) e testes específicos (cromogranina A urinária e 5 HIAA)
- Exames radiológicos e endoscópicos
- Exame anatomopatológico: índice mitótico, Ki67, invasão de gânglios linfáticos, etc.
- Grau do tumor
- [eme]Estadio do tumor de acordo com a 7ª edição do UICC/AJCC
- Presença de metástases
- Gestão terapêutica
- Evolução e sobrevivência nos meses

Apêndice 2: O grau do tumor proposto pela ENETS

Grau	Índice mitótico (/10 CFG)	Índice de proliferação (%)
G1	<2	≤2
G2	2-20	3-20
G3	>20	>20

Apêndice 3: Classificação da OMS 2010

Tumor neuroendócrino G1	• Tumor bem diferenciado • Índice mitótico < 2 • Ki-67 < 2%
Tumor neuroendócrino G2	• Tumor bem diferenciado • Índice mitótico: 2-20 • Ki-67: 3 - 20
Carcinoma neuroendócrino: células pequenas/grandes	• Carcinoma pouco diferenciado • Índice mitótico > 20 • Ki-67 > 20%
Carcinoma adeno-neuroendócrino misto (MANEC)	

Apêndice 4 (A, B, C): [me]Classificação TNM dos TNC digestivos de acordo com a edição 7® da UICC/AJCC

(A)	Estômago	Intestino grosso	Pâncreas	Apêndice	Cólon/reto
Tx	Tumor não avaliável				
T0	Nenhum tumor identificável				
Tis	T<5mm	NA	Carcinoma in situ	NA	NA
T1	O tumor invade a	T invade a mucosa	T limitado ao	T < ou =2cm	T invade a mucosa ou

	lâmina própria ou a submucosa e T< ou = 1cm	ou a submucosa e T< ou = 1 cm	pâncreas e T< ou = 2cm	(T1a: < ou =2cm) 1 cm; T1b: > 1-2 cm)	submucosa (T1a < 1cm; T1b: 1-2 cm)
T2	T invade a muscularis ou subserosa ou T> 1cm	T invade a muscularis ou T>1cm	T limitado ao pâncreas e T> 2cm	T invade o ceco ou T > 2-4 cm	T invade a muscularis ou T>2cm
T3	T invade sereuse	T invade o pâncreas ou o retro-peritoneu (duodeno, ampola)/ T invade a região subserosa (íleon, jejuno)	T estende-se para além do pâncreas mas não invade o eixo cffilíaco ou a artéria mesentérica superior	T invade o íleo ou T> 4 cm	T invade a subserosa ou a gordura pericólica/rectal
T4	T invade órgãos adjacentes	T invade o peritoneu ou órgãos adjacentes	T invade o eixo cffilíaco ou a artéria mesentérica superior	T invade o peritoneu ou órgãos adjacentes	T invade o peritoneu ou órgãos adjacentes

NX: estatuto não avaliável
NO: ausência de metástases nos gânglios linfáticos
N1: presença de metástases nos gânglios linfáticos

Ea^a§tastasesiai^
MX: estatuto não avaliável
MO: ausência de metástases à distância
MI: presença de metástases à distância

Apêndice 5: Classificação TNM da UICC 8eme edição

	Estômago	Ampola de Vater/Duodeno	Intestino grosso	Pâncreas	Apêndice	Cólon/Reto
Tx	Tumor não avaliável					
TO	Nenhum tumor identificável					
T1	T Envolve a lâmina própria ou a submucosa e T < ou = 1 cm	T invade a mucosa ou a submucosa e T<1cm (T duodenal) T<1cm e confinado ao esfíncter de Oddi (T ampular)	T invade a lâmina própria ou a submucosa e T < ou = 1 cm	T limitado ao pâncreas < 2 cm	T<2 cm	T invade a mucosa ou a submucosa (T1a: <1 cm, T1b: 1-2 cm)
T2	T invade a muscularis ou T >1 cm	T invade a muscularis ou T>1 cm (T duodenal) /T infiltra-se na submucosa ou na muscularis duodenal	T invade a muscularis ou T>1 cm	T limitado ao pâncreas, 24 cm	T >2-4 cm	T invade a muscularis ou T>2 cm com invasão da mucosa ou submucosa
T3	T invade o subseroso	T invade o pâncreas ou o tecido adiposo peripancreático	T invade a subserosa (respeita a serosa)	T limitado ao pâncreas, >4 cm; ou invade o duodeno ou o colédoco	T >4 cm ou T infiltra-se na subserosa ou no mesoapêndice	T invade o subseroso
T4	T invade o peritoneu ou órgãos/estruturas adjacentes	T invade o peritoneu ou outros órgãos	T invade a serosa ou outros órgãos/estruturas adjacentes	T invade órgãos adjacentes (estômago, baço, cólon, suprarrenal) ou grandes vasos (eixo cffilíaco ou artéria	T perfura o peritoneu ou infiltra-se em órgãos adjacentes (exceto tubo adjacente)	T invade o peritoneu ou órgãos/estruturas adjacentes

				mesentérica superior)		

Apêndice 6: Estádios clínicos (Todos os tumores, exceto apêndice e pâncreas)

Stade	T	N M
0	Tis	NOMO
I	T1	NOMO
II a	T2	NOMO
II b	T3	NOMO
III a	T4	NOMO
III b	Tout T	N1MO
IV	Tout T	Tout N M1

Anexo 7: Fases clínicas (Apêndice)

Stade	T	N M
I	T1	NOMO
II	T2, T3	NOMO
III	T4 Tout T	NOMO N1MO
IV	Tout T	Tout N M1

Apêndice 8: Estádios clínicos (Pâncreas)

Estádio	T	N M
0	Tis	NOMO
I	T1	NOMO
II a	T2	NOMO
II b	T3	NOMO
III a	Tl, T2, T3	N1MO
. III b	T4	Todos N M0
IV	Todos os T	Todos N M1

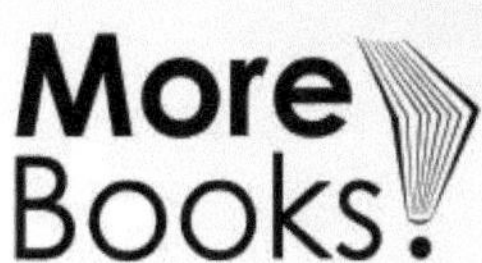

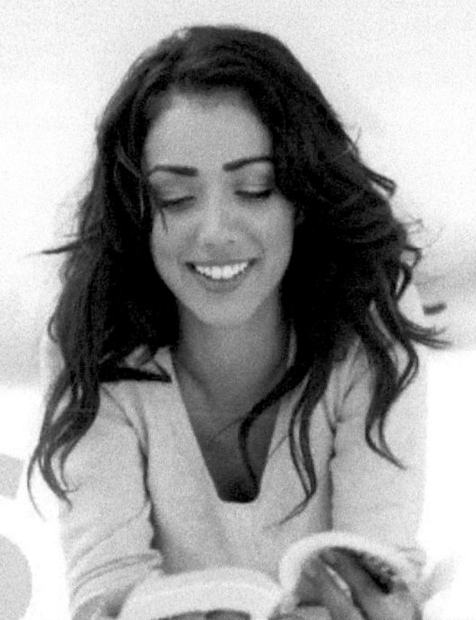

yes
I want morebooks!

Buy your books fast and straightforward online - at one of world's fastest growing online book stores! Environmentally sound due to Print-on-Demand technologies.

Buy your books online at
www.morebooks.shop

Compre os seus livros mais rápido e diretamente na internet, em uma das livrarias on-line com o maior crescimento no mundo! Produção que protege o meio ambiente através das tecnologias de impressão sob demanda.

Compre os seus livros on-line em
www.morebooks.shop

info@omniscriptum.com
www.omniscriptum.com

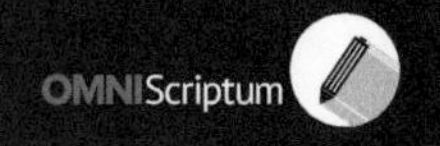